《备急千金要方》
校注

〔唐〕孙思邈◎著　　谢　普◎校注

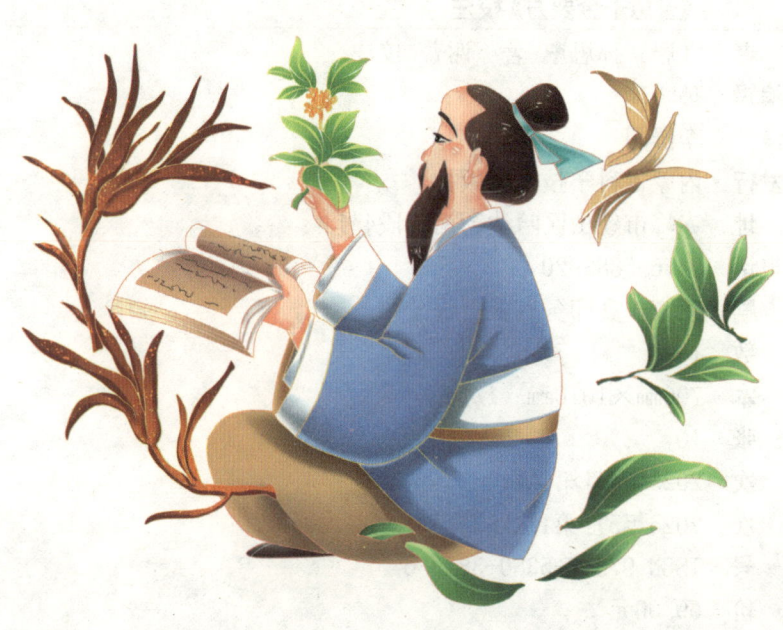

内蒙古科学技术出版社

图书在版编目（CIP）数据

《备急千金要方》校注 /（唐）孙思邈著；谢普校注. -- 赤峰：内蒙古科学技术出版社，2025.4.（医学古籍）. -- ISBN 978-7-5380-3873-6

Ⅰ．R289.342

中国国家版本馆CIP数据核字第20257N0M04号

《备急千金要方》校注

作　　者	〔唐〕孙思邈 著　谢普 校注
责任编辑	孙晓琦
封面设计	李舒园
出版发行	内蒙古科学技术出版社
地　　址	赤峰市红山区哈达街南一段4号
邮购电话	0476-5888920
印　　刷	北京一鑫印务有限责任公司
字　　数	160千
开　　本	700mm×1010mm　1/16
印　　张	10
版　　次	2025年4月第1版
印　　次	2025年5月第1次印刷
书　　号	ISBN 978-7-5380-3873-6
定　　价	69.00元

如有印装质量问题，请与我社联系。电话：0476-5888917

版权所有　侵权必究

校注说明

  《备急千金要方》为唐代名医孙思邈所著,是中医领域的经典之作。该书集唐以前医学之大成,涵盖食疗、养生、疾病防治等诸多内容,对后世中医发展影响深远,具有极高的学术价值与临床指导意义。本次校注旨在还原经典原貌,助力中医传承与研究。

  此次校注选用明代复刻宋版为底本。明代复刻者对宋版进行了精心校对与复刻工艺把控,在保留宋版原汁原味的基础上,对部分模糊之处加以考证修正,优化了版本质量,为校注工作提供了可靠的文本基础。

  在校注工作开展过程中,文字校勘是关键环节。校注团队广泛搜集不同时期、地区的版本,逐字逐句比对。针对发现的文字差异,深入查阅大量古代文献资料,包括医学典籍、文史著作等,对因传抄、印刷错误导致的错字、漏字、衍字等问题进行精准订正,力求最大程度还原孙思邈原著的文字风貌,确保校注版本在文字内容上的准确性。

  医学术语注释也是本次校注的重要内容。书中医学术语众多且含义丰富,部分词语在现代理解中存在一定难度。校注者对这些术语进行详细阐释,结合古今医学知识,解释其内涵、外延及在文中的具体所指,帮助读者跨越古今医学概念的障碍,深入理解原著的医学思想。

  由于篇幅等多种因素的限制,本次校注仅摘取了原书的一部分内容,原书中还有许多珍贵的内容未能收录进来。这些未收录的内容同样蕴含着丰富的医学智慧和实践经验,希望读者在研读本书的基础上,有兴趣进一步深入探索《备急千金要方》的全貌。

目录

卷一 食治 ... 1

序论第一 ... 2
果实第二 ... 12
菜蔬第三 ... 18
谷米第四 ... 33
鸟兽虫鱼第五 ... 40

卷二 养性 ... 63

养性序第一 ... 64
道林养性第二 ... 79
居处法第三 ... 92
按摩法第四 ... 96
调气法第五 ... 102
服食法第六 ... 108
黄帝杂忌法第七 ... 126

附录一：中药性能与配伍 ... 129
附录二：五脏与六腑 ... 137
附录三：五脏与"五行" ... 145

卷一

食治

这是我国现存最早的中医食疗专论，该著作第一次全面而系统地阐述了食疗、食药结合的理论。其中提到，患者得病后，首先应该对其进行食疗，若食疗不愈，再考虑药疗。

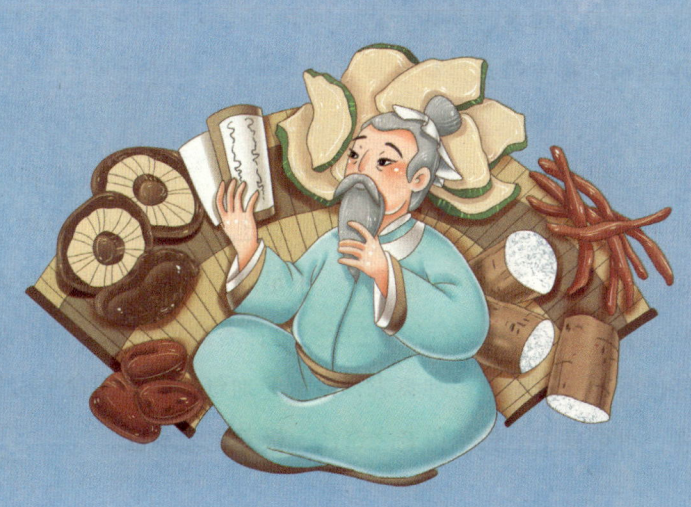

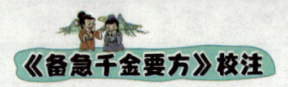

序论第一

仲景曰：人体平和，唯须好将养，勿妄服药。药势偏有所助，令人藏气不平，易受外患。夫含气①之类，未有不资食以存生，而不知食之有成败，百姓日用而不知，水火至近而难识。余慨其如此，聊②因笔墨之暇，撰③五味损益食治篇，以启童稚，庶④勤而行之，有如影响⑤耳。

【注】

① 含气：有生命或有呼吸的一切生物。
② 聊：姑且的意思。
③ 撰：写作，著述。
④ 庶：意为但愿，或许。
⑤ 影响：这里形容得到应验。

河东卫汛①记曰：扁鹊云，人之所依者，形也；乱于和气者，病也；理于烦毒者，药也；济命扶危者，医也。安身之本，必资于食；救疾之速②，必凭于药。不知食宜者，不足以存生也；不明药忌者，不能以除病也。斯之二事，有灵③之所要也；若忽而不学，诚可悲夫。是故食能排邪而安脏腑，悦神爽志，以资④血气。若能用食平疴⑤，释情遣疾者，可谓良工。长年饵老之奇法，极养生之术也。

【注】

❶ 河东卫汛：河东，地区名。黄河流经山西境内，因称山西境内黄河以东地区为河东。卫汛，东汉医家，仲景弟子，撰有《小儿颅囟方》等。

❷ 速：迅速。

❸ 有灵：有生之灵。意为有生命之灵，即人。

❹ 资：供给，滋养。

❺ 疴：疾病。

夫为医者，当须先洞晓病源，知其所犯，以食治之；食疗不愈，然后命药❶。药性刚烈，犹若御兵❷；兵之猛暴，岂容妄发❸？发用乖宜，损伤处众。药之投疾，殃❹滥亦然。高平王熙称食不欲杂，杂则或有所犯；有所犯者，或有所伤；或当时虽无灾苦，积久为人作患。又食啖❺鲑肴，务令简少。鱼肉、果实，取益人者而食之。

【注】

❶ 命药：用药的意思。

❷ 御兵：统率军队。

❸ 妄发：随意发动。

❹ 殃：灾祸。这里指用药漫无准则而招致凶祸。

❺ 啖：读作 dàn，本义为吃。

凡常饮食，每令节俭，若贪味多餐，临盘大饱，食讫，觉腹中彭亨❶短气，或致暴疾，仍为霍乱。又夏至以后，迄至秋分，必须慎肥腻、饼臛❷、酥油之属，此物与酒浆瓜果理极相妨❸。夫在身所以多疾者，皆由春夏取冷太过，饮食不节故也。又鱼鲙诸腥冷之物，多损于人，断之益善。乳酪酥等常食之，令人有筋力，胆干❹，肌体润泽。卒多食之，亦令胪胀❺泄利，渐渐自已❻。

【注】

❶ 彭亨：鼓胀。

❷ 臛：读作 huò，肉羹。

❸ 相妨：不宜同用。

❹ 干：强盛。

❺ 胪胀：意思是腹胀。

❻ 自已：孙本"自已"作"害己"。

黄帝曰：五味入于口也，各有所走，各有所病。酸走筋，多食酸令人癃，不知何以然❶？少俞❷曰：酸入胃也，其气涩以收也❸。上走两焦，两焦之气涩不能出入，不出即流于胃中，胃中和温，即下注膀胱，膀胱走胞，胞薄以软，得酸则缩卷，约❹而不通，水道不利，故癃❺也。阴者，积筋之所终聚也。故酸入胃，走于筋也。

【注】

❶ 不知何以然：不知道什么原因。

❷ 少俞：传说中上古名医。相传为黄帝之臣，据传曾与黄帝论述医药，尤擅针灸。

❸ 涩以收也：收涩、收敛。酸主收敛。

❹ 约：缠束，这里指受束而郁滞。

❺ 癃：中医指小便不畅的病。

咸走血，多食咸，令人渴，何也？答曰：咸入胃也，其气走中焦❶，注于诸脉❷。脉者，血之所走也，与咸相得，即血凝，凝则胃中汁泣❸，汁泣则胃中干渴。（《甲乙》云：凝则胃中汁注之，注之则胃中竭。）渴则咽路❹焦，焦故舌干喜渴。血脉者，中焦之道也，故咸入胃，走于血。（皇甫士安云：肾合三焦，血脉虽属肝心而为中焦之道，故咸入而走血也。）

【注】

❶ 中焦：中医术语，三焦之一。三焦的中部，指上腹部分。温病辨证。

❷ 诸脉：全身血脉。

❸ 泣：同"涩"。滞涩不畅。

❹ 咽路：由咽至胃的通道，即食管。出自《灵枢·五味论》。

辛走气，多食辛，令人愠❶，何也？答曰：辛入胃也，其气走于上焦❷，上焦者受使诸气，而荣❸诸阳者也。姜韭之气，熏至荣卫，荣卫不时受之，却溜于心下❹，故愠。愠，痛也。辛者与气俱行，故辛入胃而走❺气，与气俱出，故气盛也。

【注】

❶ 愠：读作 yùn，心闷不舒。《集韵·迄韵》："愠，心所郁积也。"

❷ 上焦：中医术语，三焦之一。温病三焦辨证之一。三焦的上部，主要指横膈以上的部位，包括心、肺以及头面部。

❸ 荣：使……旺盛。

❹ 心下：中医指膈下胃脘部位。

❺ 走：经过。

苦走①骨,多食苦,令人变②呕,何也?答曰:苦入胃也,其气燥而涌泄,五谷之气皆不胜苦。苦入下脘③,下脘者三焦④之道,皆闭则不通,不通故气变呕也。齿者骨之所终也,故苦入胃而走骨,入而复出,齿必黧疏⑤。(皇甫士安云:水火相济,故骨气通于心。)

【注】

① 走:遵循;沿着。
② 变:这里是导致、形成的意思。
③ 下脘:人体部位,指胃腔下口幽门部。
④ 三焦:中医术语。为六腑之一,是上、中、下三焦的合称。
⑤ 齿必黧疏:牙齿必定黄黑疏松。黧,黑而黄。

甘走肉,多食甘,令人恶心,何也?答曰:甘入胃也,甘气弱劣,不能上进于上焦,而与谷俱留于胃中,甘入则柔缓,柔缓则蛔①动,蛔动则令人恶心。其气外通于肉,故甘走肉,则肉多粟起而胝②。(皇甫士安云:其气外通于皮,故曰甘入走皮矣。皮者肉之盖,皮虽属肺,与肉连体,故甘润肌肉,并于皮也。)

【注】

① 蛔:蛔虫。
② 胝:读作 zhī,手脚掌上的厚皮,俗称老茧。

黄帝问曰:谷之五味所主,可得闻乎?伯高对曰:夫食风者①,则有灵而轻举;食气者②,则和静而延寿;食谷者③,则有智而劳神;食草者④,则愚痴而多力;食肉者⑤,则勇猛而多嗔。是以肝木青色,宜酸；心火赤色，宜苦；脾土黄色，宜甘；肺金白色，宜辛；肾水黑色，宜咸。内为五脏，外主五行，色配五方。

【注】

❶ 食风者：指飞禽类动物。

❷ 食气者：这里指乌龟等爬行类动物。

❸ 食谷者：指人类。

❹ 食草者：指牛、马等动物。

❺ 食肉者：指食肉猛兽类动物。

五脏所合法：肝合筋❶，其荣爪❷；心合脉❸，其荣色❹；脾合肉，其荣唇；肺合皮，其荣毛❺；肾合骨，其荣发。

【注】

❶ 肝合筋：指肝脏与筋的关系密切，肝主筋，筋依赖于肝血的滋养。

❷ 其荣爪：指肝脏的健康状况可以通过爪甲（指甲和趾甲）来反映。

❸ 脉：血脉。

❹ 色：面部色泽。

❺ 毛：毛发。

五脏不可食忌法：多食酸❶则皮槁而毛夭，多食苦❷则筋急而爪枯，多食甘则骨痛而发落，多食辛❸则肉胝而唇褰❹，多食咸则脉凝泣❺而色变。

五脏所宜食法：肝病，则食麻、犬肉、李、韭；心病，宜食麦、羊肉、杏、薤；脾病，宜食稗米❻、牛肉、枣、葵；肺病，宜食黄黍、鸡肉、桃、葱；肾病，宜食大豆黄卷、豕肉、栗、藿。(《素问》云：肝色青，宜食甘，粳米、牛肉、枣、葵皆甘；心色赤，宜食酸，小豆、犬肉、李、韭皆酸；肺色白，宜食苦，麦、羊肉、杏、薤皆苦；脾色黄，宜食咸，大豆、豕肉、栗、藿皆咸；肾色黑，宜食辛，黄黍、鸡肉、桃、葱皆辛。)

【注】

❶ 酸：《素问·五脏生成》中作"苦"。

❷ 苦：《素问·五脏生成》中作"辛"。

❸ 辛：《素问·五脏生成》中作"酸"。

❹ 褰：读作qiān，紧缩。《素问·五脏生成》中，"褰"作"揭"。

❺ 凝泣：凝滞而不通畅。泣，通"涩"。

❻ 稗米："稗"通古字"粺"，"稗米"即精米。主益气宜脾。

五味动病法：酸走筋，筋病勿食酸；苦走骨，骨病勿多食苦；甘走肉，肉病勿食甘；辛走气，气病勿食辛；咸走血，血病勿食咸。

五味所配法：米饭甘❶(《素问》云：粳米甘)、麻酸(《素问》云：小豆酸)、大豆咸、麦❷苦、黄黍辛；枣甘❸、李酸、栗咸、杏苦、桃辛；牛甘❹、犬酸、豕咸、羊苦、鸡辛；葵甘、韭酸、藿❺咸、薤苦、葱辛。

【注】

❶ 米饭甘：《灵枢·五味》作"秔米甘"。

❷ 麦：《甲乙经》卷六作"小麦"。

❸ 枣甘：以下为"五果"。

❹ 牛甘：以下为"五畜"。

❺ 藿：豆叶。

五脏病五味对治法：肝苦❶急，急食甘以缓之；肝欲散，急食辛以散之；用酸泻之，禁当❷风。心苦缓，急食酸以收之；心欲软，急食咸以软之；用甘泻之，禁温食厚衣。脾苦湿，急食苦以燥之；脾欲缓，急食甘以缓之，用苦泻之。禁温食饱食、湿地濡衣。肺苦气上逆息者❸，急食苦以泻之；肺欲收，急食酸以收之；用辛泻之，禁无❹寒饮食寒衣。

【注】

❶ 苦：困扰，不适。
❷ 当：对着，向着。
❸ 息者：意思是当肺出现气上逆的症状时。
❹ 无：《素问·脏气法时论》删"无"字。

肾苦燥，急食辛以润之，开腠理，润致津液，通气也❶；肾欲坚，急食苦以结❷之，用咸泻之。无犯焠㶃，无热衣温食。是以毒药攻邪❸，五谷为养，五肉为益，五果为助，五菜为充。精以食气，气养精以荣色❹，形以食味，味养形以生力。此之谓也。

【注】

❶ 开腠理，润致津液，通气也：通过采用辛润的方法治疗肾燥，使津液达，腠理开，内外之气相通。
❷ 结：《素问·脏气法时论》中作"坚"。
❸ 攻邪：意思是利用药物的偏性来纠正人体的偏性，从而达到治疗疾病的目的。

❹荣色：滋养人的气色。

神藏有五，五五二十五种形；形藏有四，四方、四时、四季、四肢。共为五九四十五。以此辅神，可长生久视也。精顺五气❶以为灵也，若食气相恶❷，则伤精也；形受味以成也，若食味不调，则损形也。是以圣人先用食禁❸以存性，后制药以防❹命也，故形不足者温之以气，精不足者补之以味。气味温补，以存形精。

【注】

❶五气：五味所化之气，酸、苦、甘、辛、咸。
❷相恶：相克，相互抵触。
❸食禁：注意饮食禁忌。
❹防：保护。

岐伯云：阳为气❶，阴为味❷；味归形，形归气；气归精，精归化；精食气，形食味；化生精，气生形；味伤形，气伤精；精化为气，气伤于味；阴味出下窍❸，阳气出上窍❹。味厚者为阴，味薄者为阴之阳；气厚者为阳，气薄者为阳之阴。味厚则泄，薄则通流；气薄则发泄，厚则秘塞（《素问》作发热）。

【注】

❶气：指食物的寒、热、温、凉四种气。
❷味：指食物的酸、苦、甘、辛、咸五味。
❸下窍：中医术语。指前阴、后阴二阴窍。
❹上窍：指耳、目、鼻、口诸窍。

壮火之气衰❶，少火之气壮❷；壮火食气❸，气食少火❹。壮火散气，少火生气。味辛甘发散为阳，酸苦涌泄为阴。阴胜则阳病，阳盛则阴病。阴阳调和，人则平安。春七十二日省酸增甘，以养脾气；夏七十二日省苦增辛，以养肺气；秋七十二日省辛增酸，以养肝气；冬七十二日省咸增苦，以养心气；季月各十八日省甘增咸，以养肾气。

【注】

❶ 壮火之气衰：阳气过盛形成的亢烈之火，能耗散人体正气。

❷ 少火之气壮：指正常的、具有生气的火，是维持人体生命活动的阳气。

❸ 壮火食气：过于亢奋的病理之火会损耗人体的正气。食，同"蚀"，损伤。

❹ 气食少火：元气依赖微阳得以存续。食，靠着吃饭，赖以为生，引申为依赖、依靠。

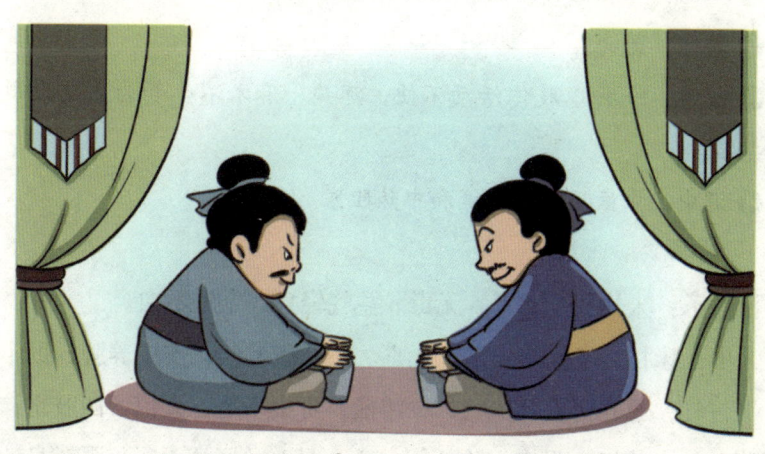

果实第二

槟榔：味辛，温，涩，无毒。消谷逐水，除淡澼，杀三虫❶，去伏尸，治寸白。

豆蔻：味辛，温，涩，无毒。温中，主心腹痛，止呕吐；去口气臭。

蒲桃❷：味甘、辛，平，无毒。主筋骨湿痹❸；益气，倍力，强志，令人肥健，耐饥，忍风寒。久食轻身，不老，延年。治肠间水，调中❹。可作酒，常饮益人。逐水，利小便。

【注】

❶ 三虫：即长虫、赤虫、蛲虫三种虫。

❷ 蒲桃：葡萄。

❸ 湿痹：一种以肢体活动不便，疼痛、麻木不仁等为主要表现症状的病症。

❹ 调中：中医用语，指调和中焦阻塞。

覆盆子：味甘、辛，平，无毒。益气轻身，令发不白。

大枣：味甘、辛，热，滑，无毒。主心腹邪气，安中养脾，助十二经，平胃气；通九窍；补少气，少津液，身中不足，大惊，四肢重；可和百药，补中益气，强志；除烦闷，心下悬；治肠澼❶。久服轻身，长年不饥，神仙。

【注】

❶ 肠澼：中医术语，一般指暴痢、便血。

生枣：味甘、辛。多食令人热渴气胀❶。苦寒热羸瘦者，弥不可食，伤人。

藕实：味苦、甘，寒，无毒。食之令人心欢，止渴，去热，补中养神，益气力，除百病。久服轻身，耐老❷，不饥，延年。一名水芝。生根寒，止热渴，破留血。

【注】

❶ 气胀：肠道内存在大量气体。
❷ 耐老：延缓衰老，保持年轻的状态。

鸡头实：味甘，平，无毒。主湿痹，腰脊膝痛；补中，除暴疾❶，益精气，强志，耳目聪明；久服轻身❷，不饥，耐老，神仙。

芰实：味甘、辛，平，无毒。安中，补五脏，不饥，轻身。一名菱。黄帝云：七月勿食生菱芰，作蛲虫❸。

【注】

❶ 暴疾：突发病。
❷ 轻身：使身体轻盈敏捷。
❸ 蛲虫：一种寄生虫。

栗子：味咸，温，无毒。益气，厚❶肠胃，补肾气，令人耐饥。生食之，甚治腰脚不遂。

樱桃：味甘，平，涩。调中益气，可多食，令人好颜色❷，美志性。

【注】

❶厚：意为补益。
❷颜色：气色。

橘柚：味辛，温，无毒。主胸中瘕满逆气，利水谷，下气，止呕咳；除膀胱留热，停水，破五淋，利小便；治脾不能消谷，却❶胸中吐逆霍乱，止泻利，去寸白。久服去口臭，下气，通神，轻身长年。一名橘皮，陈久者良。

【注】

❶却：退却。

津符子：味苦，平，滑。多食令人口爽❶，不知五味。
梅实：味酸，平，涩，无毒。下气，除热烦满，安心；止肢体痛，偏枯不仁，死肌；去青黑痣，恶疾；止下利；好唾口干；利筋脉。多食坏人齿。

【注】

❶口爽：味觉失去辨别能力。

柿：味甘，寒，涩，无毒。通鼻耳气，主肠澼不足及火疮❶、金疮；止痛。
木瓜实：味酸、咸，温，涩，无毒。主湿痹气，霍乱大吐下后脚转筋❷不止。其生树皮无毒，亦可煮用。

【注】

❶ 疮：皮肤红肿、溃烂。

❷ 转筋：多指腓肠肌挛急。

榧实：味甘，平，涩，无毒。主五痔❶，去三虫，杀蛊毒❷、鬼疰❸、恶毒。

甘蔗：味甘，平，涩，无毒。下气和中，补脾气，利大肠，止渴去烦，解酒毒。

【注】

❶ 五痔：包括牡痔、牝痔、脉痔、肠痔、血痔五种类型的痔疮。

❷ 蛊毒：巫化了的毒物。

❸ 鬼疰："疰"读作 zhù，在医学上，鬼疰被认为是突发心腹刺痛，甚或闷绝倒地，并能传染他人的病证。

软枣：味苦，冷，涩，无毒。多食动宿病❶，益冷气，发咳嗽。

芋：味辛，平，滑，有毒❷。宽肠胃，充肌肤，滑中❸。一名土芝。不可多食，动宿冷。

【注】

❶ 宿病：旧病。

❷ 有毒：孙本"有"作"无"。

❸ 滑中：指肠胃通畅。

乌芋：味苦、甘，微寒，滑，无毒。主消渴痹热；益气。一名藉姑，一名水萍，三月采。

杏核仁：味甘、苦，温，冷而利，有毒。主咳逆上气；肠中雷鸣；喉痹❶；下气；产乳金疮，寒心奔豚❷，惊痫，心下烦热；风气去来，时行头痛，解肌，消心下急；杀狗毒。五月采之，其一核两仁者害人，宜去之。杏实尚生，味极酸，其中核犹未硬者，采之曝干食之，甚止渴，去冷热毒。扁鹊云：杏仁不可久服，令人目盲，眉发落，动一切宿病。

【注】

❶喉痹：一种中医病名，多由邪热内结，气血瘀滞痹阻所致，主要症见咽喉肿痛，吞咽阻塞不利。

❷奔豚：指患者自觉有气从少腹上冲胸咽的一种病证，由于气冲如豚之奔突，故名奔豚。

桃核仁：味苦、甘、辛，平，无毒。破瘀血、血闭瘕，邪气；杀小虫；治咳逆上气，消心下硬❶，除卒暴声血，破症瘕❷，通月水，止心痛。七月采，凡一切果核中有两仁者并害人，不在用。其实味酸，无毒，多食令人有热。黄帝云：饱食桃入水浴，成淋病❸。

【注】

❶心下硬：中医学指膈下胃脘部位痞满发硬，按压时会加重不适感。

❷症瘕：腹中结块的病。

❸淋病：由淋病奈瑟菌引发的一种传染病。这种疾病最主要的病灶在泌尿生殖系统黏膜，表现为化脓性炎症。

李核仁：味苦，平，无毒。主僵仆跻❶，瘀血骨痛。实：味苦、酸，微温，涩，无毒。除固热，调中，宜心，不可多食，令人虚。黄帝云：李子不可和白蜜食，蚀人五内❷。

【注】

❶ 跻：跌蹶。

❷ 五内：即五脏。

梨：味甘、微酸，寒，涩，有❶毒。除客热气，止心烦。不可多食，令人寒中。金疮、产妇勿食，令人萎困、寒中。

林檎：味酸、苦，平，涩，无毒。止渴，好唾。不可多食，令人百脉弱。

柰子：味酸、苦，寒，涩，无毒。耐饥，益心气。不可多食，令人胪胀。久病人食之，病尤甚。

【注】

❶ 有：《别录》中"有"作"无"。

安石榴：味甘、酸，涩，无毒。止咽燥渴，不可多食，损人肺。

枇杷叶：味苦，平，无毒。主卒哕不止，下气。正尔❶削取生树皮嚼之，少少咽汁，亦可煮汁冷服之，大佳。

胡桃：味甘，冷，滑，无毒。不可多食，动痰饮❷。令人恶心，吐水，吐食。

【注】

❶ 正尔：直接，不加工的。

❷ 痰饮：中医病症名，四饮之一，指体内过量水液不得输化，停留或渗注于某一部位而发生的疾病。一般认为"稠浊者为痰，清稀者为饮"。

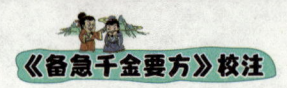

菜蔬第三

枸杞叶：味苦，平，涩，无毒。补虚羸，益精髓。谚云：去家千里，勿食萝摩、枸杞。此则言强阳道，资阴气速疾也。

萝摩：味甘，平。一名苦丸。无毒。其叶厚大，作藤，生摘之，有白汁出。人家多种，亦可生啖，亦可蒸煮食之。补益与枸杞叶同。

瓜子：味甘，平，寒，无毒。令人光泽，好颜色，益气，不饥，久服轻身耐老；又除胸满❶心不乐；久食寒中。可作面脂。一名水芝，一名白瓜子，即冬瓜仁也。八月采。

【注】

❶ 胸满：胸部胀满不适。

白冬瓜：味甘，微寒，无毒。除小腹水胀，利小便，止消渴。

凡瓜❶：味甘，寒，滑，无毒。去渴，多食令阴下痒湿生疮，发黄疸。黄帝云：九月勿食被霜瓜，向冬❷发寒热及温病。初食时即令人欲吐也，食竟，心内作停水，不能自消，或为反胃。凡瓜入水沉者，食之得冷病，终身不瘥。

越瓜：味甘，平，无毒。不可多食，益肠胃。

【注】

❶ 凡瓜：孙本作"凡冬瓜"。

❷ 向冬：到了冬季。

胡瓜：味甘，寒，有毒。不可多食，动寒热，多疟病❶，积瘀血热。

早青瓜：味甘，寒，无毒。食之去热烦。不可久食，令人多忘。

【注】

❶ 多疟病：《考异》中有"据《医心方》'多'作'发'"之言。

冬葵子：味甘，寒，无毒。主五脏六腑寒热羸瘦，破五淋，利小便；妇人乳难，血闭。久服坚骨，长肌肉，轻身延年。十二月采。

叶：甘，寒，滑，无毒。宜脾，久食利胃气。其心伤人，百药忌食心，心有毒。黄帝云：霜葵陈者生食之，动五种流饮，饮盛则吐水。凡葵菜和鲤鱼鲊食之害人。四季之月土王时，勿食生葵菜，令人饮食不化，发宿病。

苋菜实：味甘，寒，涩，无毒。主青盲，白翳，明目；除邪气；利大小便，去寒热，杀蛔虫。久服益气力，不饥，轻身。一名马苋，一名莫实❶，即马齿苋菜也。治反花疮❷。

小苋菜：味甘，大寒，滑，无毒。可久食，益气力，除热。不可共鳖肉食，成鳖瘕❸；蕨菜亦成鳖瘕。

邪蒿：味辛，温，涩，无毒。主胸膈中臭恶气，利肠胃。

【注】

❶ 莫实：孙本作"荚实"。
❷ 反花疮：病证名。因风热毒邪搏结而致，症见初起如饭粒，渐大有根，溃破脓血出，恶肉反出如花状，故名。
❸ 鳖瘕：病证名。八瘕之一。《杂病源流犀烛·积聚症瘕痃癖痞源

流》:"鳖瘕,形大如杯,若存若亡,持之应手,其苦小腹内切痛,恶气左右走,上下腹中痛,腰背亦痛,不可以息,面目黄黑,脱声少气,甚至有头足成形者。"

苦菜:味苦,大寒,滑,无毒。主五脏邪气,厌谷胃痹,肠澼;大渴热中;暴疾;恶疮。久食安心益气,聪察少卧❶,轻身耐老,耐饥寒。一名荼草,一名选,一名游冬❷。冬不死,四月上旬采。

荠菜:味甘,温,涩,无毒。利肝气,和中,杀诸毒❸。其子主明目、目痛、泪出。其根主目涩痛。

【注】

❶ 聪察少卧:形容人聪明机灵,精力旺盛。

❷ 游冬:孙本作"葵"。

❸ 杀诸毒:解身体中的各种毒。

芜菁及芦菔菜:味苦,冷,涩,无毒。利五脏,轻身益气,宜久食。芜菁子:明目,九蒸暴,疗黄疸❶,利小便,久服神仙❷。根:主消风热毒肿。不可多食,令人气胀。

菘菜:味甘,温,涩,无毒。久食通利肠胃,除胸中烦,解消渴。本是蔓菁也,种之江南即化为菘,亦如枳橘,所生土地随变❸。

【注】

❶ 黄疸:黄疸是指血清中胆红素增高,致使巩膜、皮肤、黏膜,以及其他组织和体液发生黄染(颜色变黄)的现象。

❷ 神仙:指成为神仙。

❸ 所生土地随变:根据其生长土地的不同而发生改变。

芥菜：味辛，温，无毒。归鼻。除肾邪；大破咳逆❶，下气；利九窍，明耳目，安中❷；久食温中，又云：寒中。其子：味辛，辛亦归鼻，有毒。主喉痹，去一切风毒肿。黄帝云：芥菜不可共兔肉食，成恶邪病。

苜蓿：味苦，平，涩，无毒。安中，利❸人四体，可久食。

荏子：味辛，温，无毒。主咳逆，下气，温中，补髓。其叶：主调中，去臭气。九月采，阴干用之。油亦可作油衣。

【注】

❶ 破咳逆：治疗咳嗽。咳逆，证名。咳嗽而气上逆者。

❷ 中：中央的位置，这里指中焦脾胃。

❸ 利：使……通畅。

蓼实：味辛，温，无毒。明目，温中；解肌，耐风寒；下水气，面目浮肿，却痈疽❶。其叶：辛，归舌。治大小肠邪气；利中，益志。黄帝云：蓼食过多有毒，发心痛。和生鱼食之，令人脱气，阴核疼痛求死。妇人月水来，不用食蓼及蒜，喜为血淋、带下❷。二月勿食蓼，伤人肾。扁鹊云：蓼，久食令人寒热，损骨髓，杀丈夫阴气，少精。

【注】

❶ 痈疽：一种毒疮，发生于体表、四肢、内脏的急性化脓性疾病。

❷ 带下：指阴道分泌液体过多，颜色、质地异常，有异味，并伴有全身或局部症状的妇科病证。

葱实：味辛，温，无毒。宜肺。辛，归头，明目，补中不足。其茎白：平，滑，可作汤。主伤寒寒热，骨肉碎痛。能出汗；治中风，面目浮肿，喉痹不通。安胎。杀桂❶。其青叶：温，辛，归目。除肝❷中邪气，安中，利五脏；益目精；发黄疸，杀百药毒。其根须：平。主伤寒头痛。

【注】

❶ 桂：据下文及文义，"桂"后疑脱"毒"字。

❷ 肝：孙本中作"腑"。

葱中涕及生葱汁：平，滑。止尿血，解藜芦及桂毒。黄帝云：食生葱即啖蜜，变作下利❶。食烧葱并啖蜜，拥气而死。正月不得食生葱，令人面上起游风❷。

格葱❸：味辛，微温，无毒。除瘴气恶毒。久食益胆气，强志。其子主泄精。

【注】

❶ 下利：中医对痢疾与泄泻的统称。

❷ 游风：一种急性的以皮肤表现为主的风证。

❸ 格葱：即茖葱。

薤：味苦、辛，温，滑，无毒。宜心，辛归骨。主❶金疮疮败，能生肌肉。轻身不饥，耐老。菜芝也。除寒热，去水气，温中，散结气；利产妇病人。诸疮中风寒水肿，生捣敷之。鲠骨在咽❷不下者，食之则去。黄帝云：薤不可共牛肉作羹食之，成瘕疾❸。韭亦然。十月、十一月、十二月勿食生薤，令人多涕唾。

【注】

❶ 主：即主治。

❷ 鲠骨在咽：鱼刺卡在喉咙里。

❸ 瘕疾：腹中结块病。

韭：味辛、酸，温，涩，无毒。辛归心，宜肝。可久食，安五脏，除胃中热。不利病人，其心腹有痼冷者，食之必加剧。其子主梦泄精，尿色白。根煮汁，以养发。黄帝云：霜韭冻不可生食，动宿饮，饮盛必吐水。五月勿食韭，损人滋味，令人乏气力。二月、三月宜食韭，大益人心。

白蘘荷：味辛，微温，涩，无毒。主中蛊及疟病❶。捣汁服二合，日二。生根主诸疮。

【注】

❶ 疟病：疟疾。

荙菜：味甘，苦，大寒，无毒。主时行壮热，解风热恶毒。

紫苏：味辛，微温，无毒。下气，除寒中❶。其子尤善❷。

鸡苏：味辛，微温，涩，无毒。主吐血，下气。一名水苏。

【注】

❶ 寒中：中医指邪在脾胃而为里寒的病症。

❷ 其子尤善：紫苏子的效果更好。

罗勒：味苦、辛，温、平，涩，无毒。消停水，散毒气。不可久食，涩荣卫❶诸气。

芜荑：味辛，平，热，滑，无毒。主五内邪气，散皮肤骨节中淫淫温行毒，去三虫，能化宿食不消，逐寸白，散腹中温温❷喘息。一名无姑，一名蕨蕩❸。盛器物中甚辟水蛭。其气甚臭，此即山榆子作之。

【注】

❶ 荣卫：中医学名词。荣气行于脉中，属阴；卫气行于脉外，属阳。荣卫二气散布于全身，对人体起着滋养和保卫作用。《素问·热论》："五藏已伤，六府不通，荣卫不行，如是之后，三日乃死。"也泛指气血、身体。

❷ 温温：同"愠愠"，气郁，不舒畅。

❸ 蕨蕩：读作 diàn táng。

凡榆叶：味甘，平，滑，无毒。主小儿痫，小便不利❶，伤暑热困闷，煮汁冷服。生榆白皮：味甘，冷，无毒。利小便，破五淋。花：主小儿头疮。

胡荽子：味酸，平，无毒。消谷，能复食味。叶不可久食，令人多忘。华佗云：胡荽菜，患胡臭人，患口气臭、䘌❷齿，人食之加剧；腹内患邪气者，弥❸不得食，食之发宿病，金疮尤忌。

【注】

❶ 小便不利：小便量减少、排尿困难或小便完全闭塞不通。

❷ 䘌：读作 nì。

❸ 弥：更加，越发。

海藻：咸，寒，滑，无毒。主瘿瘤❶结气，散颈下硬核痛者，肠内上下雷鸣❷，下十二肿，利小便，起男子阴气。

昆布：味咸，寒，滑，无毒。下十二水肿，瘿瘤结气，痿疮❸，破积聚。

【注】

❶ 瘿瘤：生在皮肤、肌肉、筋骨等处的肿块。

❷ 雷鸣：指胃肠蠕动辘辘作响的症状。

❸ 痿疮：肛瘘。

茼蒿：味辛，平，无毒。安心气，养脾胃，消痰饮。
白蒿：味苦、辛，平，无毒。养五脏，补中益气，长毛发。久食不死❶，白兔食之仙❷。
吴葵：一名蜀葵。味甘，微寒，滑，无毒。花：定心气。叶：除客热，利肠胃。不可久食，钝人志性。若食之，被狗啮者，疮永不瘥❸。

【注】

❶ 不死：指长寿。

❷ 仙：成仙。

❸ 瘥：病愈。

藿：味咸，寒，涩，无毒。宜肾，主大小便数，去烦热。
香菜❶：味辛，微温。主霍乱，腹痛吐下；散水肿；烦心，去热。

【注】

❶ 香菜：香薷。

甜瓠：味甘，平，滑，无毒。主消渴、恶疮，鼻、口中肉烂痛。
其叶：味甘，平，主耐饥。扁鹊云：患脚气虚胀者，不得食之，其患永不除。

莼：味甘，寒，滑，无毒。主消渴，热痹❶，多食动痔病。

落葵：味酸，寒，无毒。滑中，散热实，悦泽人面。一名天葵，一名繁露。

【注】

❶热痹：指热毒流注关节，或内有蕴热，复感风寒湿邪，与热相搏而致的痹症。可见关节红肿热痛，发热，烦闷，口渴等症。

蘩蒌❶：味酸，平，无毒。主积年恶疮、痔不愈者。五月五日日中采之，即名滋草，一名鸡肠草。干之，烧作焦灰用。扁鹊云：丈夫患恶疮，阴头及茎作疮脓烂，疼痛不可堪忍，久不瘥者，以灰一分，蚯蚓新出屎泥二分，以少水和研，缓如煎饼面，以泥疮上，干则易之，禁酒、面、五辛并热食等。黄帝云：蘩蒌合鳝鲊❷食之，发消渴病，令人多忘。另有一种近水渠中湿处，冬生，其状类胡荽，亦名鸡肠菜，可以疗痔病，一名天胡荽。

【注】

❶蘩蒌：读作 fán lóu。
❷鲊：读作 zhǎ，以腌、糟等方式加工的鱼类食品。

蕺：味辛，微温，有小毒。主蠷螋❶尿疮。多食令人气喘，不利人脚，多食脚痛。

葫❷：味辛，温，有毒。辛归五脏。散痈疽，治䘌疮，除风邪，杀蛊毒气，独子者最良。黄帝云：生葫合青鱼醋食之，令人腹内生疮，肠中肿，又成疝❸瘕。多食生葫，行房伤肝气，令人面无色。四月、八月勿食葫，伤人神，损胆气，令人喘悸，胁肋气急，口味多爽。

【注】

❶ 蠼螋：一种杂食性昆虫，常生活在树皮缝隙中、枯朽腐木中或落叶堆下，喜欢潮湿阴暗的环境。

❷ 葫：即大蒜。百合科葱属，多年生宿根草本。因汉时由西域胡地引种，故称"葫"。

❸ 疝：人体内某个脏器或组织离开其正常解剖位置的一种病症。

小蒜：味辛，温，无毒。辛归脾、肾。主霍乱，腹中不安，消谷，理胃气，温中，除邪痹毒气。五月五日采，曝干。叶主心烦痛，解诸毒，小儿丹疹❶，不可久食，损人心力。黄帝云：食小蒜，啖生鱼，令人夺气❷，阴核疼求死。三月勿食小蒜，伤人志性。

【注】

❶ 丹疹：病证名。咽喉红肿糜烂的症状，疹色鲜红如丹。

❷ 夺气：说话声音低微，气喘不续，欲言不能复言的症状。

茗叶❶：味苦、咸、酸，冷，无毒。可久食，令人有力，悦志，微动气。黄帝云：不可共韭食，令人自重。

蕃荷❷叶：味苦、辛，温，无毒。可久食，却肾气，令人口气香洁。主辟邪毒，除劳弊。形瘦疲倦者不可久食，动消渴病。

《备急千金要方》校注

【注】

❶ 茗叶：茶叶。

❷ 蕃荷：薄荷。

苍耳子：味苦、甘，温。叶：味苦、辛，微寒，涩，有小毒。主风头寒痛，风湿痹，四肢拘急❶挛痛；去恶肉死肌；膝痛、溪毒❷。久服益气，耳目聪明，强志轻身。一名胡菜，一名地葵，一名葹，一名常思。蜀人名羊负来，秦名苍耳，魏人名只刺。黄帝云：戴甲苍耳，不可共猪肉食，害人。食甜粥，复以苍耳甲下之，成走注❸，又患两胁。立秋后忌食之。

【注】

❶ 四肢拘急：指四肢拘挛难以屈伸的症状。

❷ 溪毒：即射工虫，传说中的毒虫。

❸ 走注：行痹的别称，俗称鬼箭风。风毒之气游于皮肤、骨髓，往来疼痛无定处。

食茱萸：味辛、苦，大温，无毒。九月采，停陈久者良，其子闭口者有毒，不任用。止痛下气，除咳逆，去五脏中寒冷，温中，诸冷实不消❶。其生白皮主中恶、腹痛，止齿疼。其根细者去三虫，寸白。黄帝云：六月、七月勿食茱萸，伤神气，令人起伏气❷。咽喉不通彻，贼风❸中人，口僻❹不能语者，取茱萸一升，去黑子及合口者，好豉三升，二物以清酒和煮四、五沸，取汁，冷服半升，日三，得小汗瘥。虿螫人，嚼茱萸封上止。

【注】

❶ 冷实不消：指生冷的食物不易被消化。

❷ 伏气：症证名，邪气伏藏于体内，又称伏气湿病。

❸ 贼风：指病因。四时不正之气。

❹ 口僻：指口唇歪斜于一侧，又名"口㖞"或"口歪"。

蜀椒：味辛，大热，有毒。主邪气，温中下气，留饮宿食，能使痛者痒，痒者痛。久食令人乏气，失明。主咳逆，逐皮肤中寒冷，去死肌，湿痹❶痛，心下冷气；除五脏六腑寒，百骨节中积冷，温疟，大风汗自出者；止下利，散风邪。合口者害人，其中黑子有小毒，下水。仲景云：熬用之。黄帝云：十月勿食椒，损人心，伤血脉。

【注】

❶ 湿痹：因风、寒、湿三邪中，以湿邪偏胜，湿性黏腻滞着所致。症见肌肤麻木，关节重着，肿痛处固定不移。

干姜：味辛，热，无毒。主胸中满，咳逆上气，温中；止漏血；出汗；逐风湿痹，肠澼下利，寒冷腹痛，中恶，霍乱，胀满，风邪诸毒，皮肤间结气；止唾血❶。生者尤良。

【注】

❶ 唾血：指痰中带血。

生姜：味辛，微温，无毒。辛归五脏，主伤寒头痛，去痰下气，通汗。除鼻中塞，咳逆上气，止呕吐，去胸膈上臭气，通神明。黄帝云：八月、九月勿食姜，伤人神，损寿。胡居士❶云：姜杀腹内长虫❷，久服令人少志，伤心性。

董葵：味苦，平，无毒。久服除人心烦急，动痰冷，身重，多懈惰。

【注】

❶ 胡居士：胡洽，又名胡道洽，南北朝时期的医家，著有《胡洽百病方》。

❷ 长虫：指蛔虫。

芸薹：味辛，寒，无毒。主腰脚痹。若旧患腰脚痛者，不可食，必加剧。又治油肿丹毒❶。益胡臭，解禁咒之辈，出《五明经》。其子：主梦中泄精，与鬼交❷者。胡居士云：世人呼为寒菜，甚辣。胡臭人食之，病加剧。陇西氐羌❸中多种食之。

竹笋：味甘，微寒，无毒。主消渴，利水道，益气力，可久食。患冷人食之心痛。

【注】

❶ 丹毒：热毒之气暴发于皮肤间，因不得外泄而蓄热为丹毒。

❷ 鬼交：指人在睡梦中与鬼性交，心理学上把这种情形叫做梦交。

❸ 氐羌：即古代分布在我国西北部的氐族与羌族。

野苣：味苦，平，无毒。久服轻身少睡❶。黄帝云：不可共蜜食之，作痔。

白苣：味苦，平，无毒。益筋力。黄帝云：不可共酪❷食，必作虫。

茴香菜：味苦、辛，微寒，涩，无毒。主霍乱，辟❸热除口气。臭肉和水煮，下少许，即无臭气，故曰茴香。酱臭末中亦香。其子：主蛇咬疮久不瘥，捣敷之。又治九种瘘。

【注】

❶ 轻身少睡：指身体轻盈，精神抖擞。
❷ 酪：孙本中作"饴"。
❸ 辟：排除，祛除的意思。

蕈菜：味苦，寒，无毒。主小儿火丹、诸毒肿，去暴热。

蓝菜：味甘，平，无毒。久食大益肾，填髓脑，利五脏，调六腑。胡居士云：河东陇西羌胡多种食之，汉地鲜有❶。其叶：长大厚，煮食甘美。经冬不死，春亦有英。其花黄，生角结子。子：甚治人多睡❷。

萹竹叶：味苦，平，涩，无毒。主浸淫、疥瘙❸、疽痔，杀三虫，女人阴蚀。扁鹊云：煮汁，与小儿冷服，治蛔虫。

【注】

❶ 鲜有：少有的意思。
❷ 睡：明版作"唾"。
❸ 疥瘙：即疥疮，一种传染性皮肤病，非常刺痒，是疥虫寄生而引起的。

芹菜：味苦、酸，冷，涩，无毒。益筋力，去伏热。治五种黄病❶。生捣绞汁，冷服一升，日二。黄帝云：五月五日勿食一切菜，发百病❷。凡一切菜，熟煮热食。时病瘥后，食一切肉并蒜，食竟❸行房，病发必死。时病瘥后未健，食生青菜者，手足必青肿。时病瘥未健，食青菜竟行房，病更发，必死。十月勿食被霜菜，令人面上无光泽,目涩痛,又疟发心痛,腰疼,或致心疟❹,发时手足十脂爪皆青,困痿。

【注】

❶ 五种黄病:指黄汗、黄疸、谷疸、酒疸、女劳疸。

❷ 百病:指各种疾病。

❸ 竟:结束、完毕的意思。

❹ 心疟:表现为心烦饮冷,反寒多,不甚热。

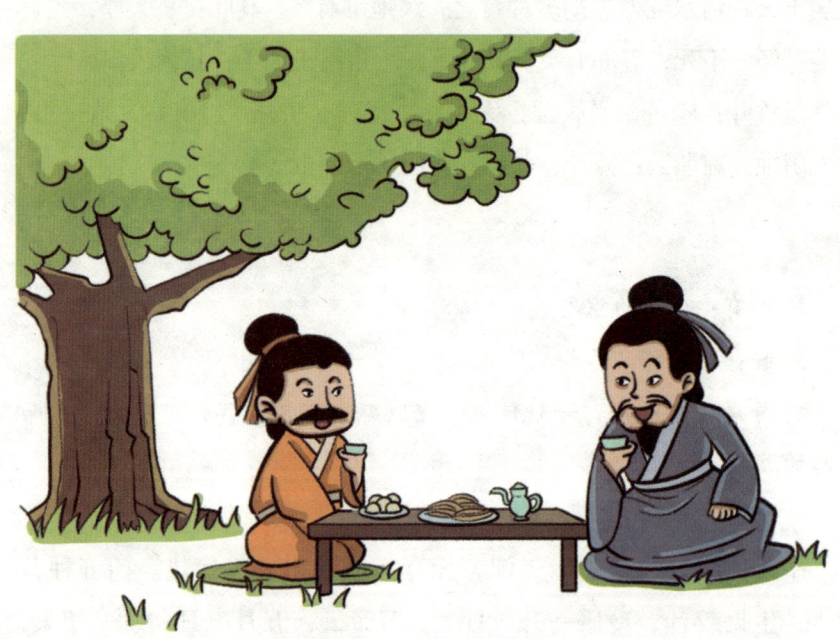

谷米第四

薏苡仁：味甘，温，无毒。主筋拘挛❶，不可屈伸，久风湿痹，下气。久服轻身益力。其生根下三虫。《名医》云：薏苡仁除筋骨中邪气不仁❷，利肠胃，消水肿，令人能食。一名䅿❸，一名感米。蜀人多种食之。

【注】

❶ 拘挛：筋骨拘急挛缩，肢节屈伸不利。

❷ 不仁：此处指身体活动不灵，感觉丧失。

❸ 䅿：读作 gàn。

胡麻：味甘，平，无毒。主伤中虚羸，补五内，益气力，长肌肉，填髓脑，坚筋骨；疗金疮❶，止痛；及伤寒温疟，大吐下后虚热困乏。久服轻身不老，明耳目，耐寒暑，延年。作油微寒，主利大肠，产妇胞衣不落❷。生者摩疮肿，生秃发，去头面游风❸。一名巨胜，一名狗虱，一名方茎，一名鸿藏。叶：名青蘘，主伤暑热；花：主生秃发。七月采最上标头❹者，阴干用之。

【注】

❶ 金疮：中医指刀箭等金属器械造成的伤口。

❷ 胞衣不落：产妇娩出胎儿后，经过半小时，胎盘仍不能自动排

出的病症。

❸ 头面游风：以头面部浮肿、瘙痒起皮、渗液结痂为特征的疾病。

❹ 标头：指最高的末梢处。

白麻子：味甘，平，无毒。宜肝，补中益气，肥健不老。治中风汗出，逐水，利小便，破积血风毒肿，复血脉，产后乳余疾❶。能长发，可为沐药。久服神仙。

饴：味甘，微温，无毒。补虚冷，益气力，止肠鸣❷咽痛，除唾血，却卒嗽。

【注】

❶ 乳余疾：指女子生产哺乳后出现的疾病。

❷ 肠鸣：指腹中胃肠蠕动辘辘作响的症状。

大豆黄卷：味甘，平，无毒。主久风湿痹筋挛，膝痛；除五脏、胃气结积，益气，止毒；去黑痣、面皯，润泽毛皮，宜肾。

生大豆：味甘，平，冷，无毒。生捣，淳醋和涂之，治一切毒肿，并止痛。煮汁冷服之，杀鬼毒❶，逐水胀，除胃中热，却风痹，伤中，淋露，下瘀血。散五脏结积内寒，杀乌头三建❷，解百药毒。不可久服，令人身重。其熬屑：味甘，温，无毒。主胃中热，去身肿，除痹；消谷❸，止腹胀。九月采。黄帝云：服大豆屑忌食猪肉。炒豆不得与一岁以上、十岁以下小儿食，食竟啖猪肉，必拥气死。

【注】

❶ 鬼毒：迷信者将无名肿毒称为鬼毒。

❷乌头三建：又称"乌头等三建"，指的是出产于建平的天雄、乌头与附子。

❸消谷：指消化胃肠中的食物。

赤小豆：味甘、咸，平，冷，无毒。下水肿，排脓血。一名赤豆。不可久服，令人枯燥。

青小豆：味甘、咸，温，平，涩，无毒。主寒热，热中，消渴；止泄利，利小便；除吐逆，卒澼下❶，腹胀满。一名麻累，一名胡豆。黄帝云：青小豆合鲤鱼鲊食之，令人肝至❷，五年成干痟病。

【注】

❶澼下：即泄下。

❷肝至：孙本、无刻本、道藏本、四库本、后藤本并作"肝黄"。

大豆豉：味苦、甘，寒，涩，无毒。主伤寒头痛，寒热，辟瘴气恶毒，烦躁满闷，虚劳喘吸，两脚疼冷，杀六畜胎子诸毒。

大麦：味咸，微寒，滑，无毒。宜心。主消渴，除热。久食令人多力，健行。作糵❶，温，消食和中。熬末令赤黑，捣作麨❷，止泄利；和清醋浆服之，日三夜一服。

【注】

❶糵：读作 niè，即酿酒的曲。

❷麨：读作 chǎo，即炒的米粉或面粉，一种干粮。

小麦：味甘，微寒，无毒。养肝气；去客热，止烦渴咽燥；利小便；止漏血，唾血；令女人孕必得。易作曲，六月作者温，无毒。主小儿痫，食不消，下五痔虫，平胃气，消谷，止利。作面：温，无毒，不能消热止烦。不可多食，长宿癖❶，加客气❷，难治。

【注】

❶ 癖：中医里一种饮水不消导致痞块生于两胁，时痛时止的病症。
❷ 客气：意思是外邪侵入体内。

青粱米：味甘，微寒，无毒。主胃痹，热中；除消渴，止泄利，利小便；益气力，补中，轻身长年❶。

黄粱米：味甘，平，无毒。益气，和中，止泄利。人呼为竹根米。又却当风卧，湿寒中者。

白粱米：味甘，微寒，无毒。除热，益气。

粟米：味咸，微寒，无毒。养肾气，去骨痹❷、热中，益气。

【注】

❶ 长年：意思是延长寿命。
❷ 骨痹：病名。指风寒湿邪内搏于骨所致骨节疼痛，肢体沉重之证。多因骨髓空虚，致邪气乘隙侵袭；或指肾痹；或指寒痹、痛痹。

陈粟米：味苦，寒，无毒。主胃中热，消渴，利小便。

丹黍米：味苦，微温，无毒。主咳逆上气，霍乱，止泄利，除热，去烦渴❶。

白黍米：味甘、辛，温，无毒。宜肺，补中益气。不可久食，多热，令人烦。黄帝云：五种黍米合葵食之，令人成痼疾。又以脯腊❷着五种黍米中藏储食之，云：令人闭气。

【注】

❶ 烦渴：烦躁口渴。

❷ 脯腊：干肉。

陈廪米：味咸、酸，微寒，无毒。除烦热，下气，调胃，止泄利。黄帝云：久藏脯腊安❶米中，满三月，人不知，食之害人。

蘖米：味苦，微温，无毒。主寒中，下气，除热。

秫米：味甘，微寒，无毒。主寒热，利大肠，治漆疮❷。

【注】

❶ 安：指安放。

❷ 漆疮：因接触生漆而引起的皮肤过敏症状。

酒：味苦、甘、辛，大热，有毒。行药势，杀百邪、恶气。黄帝云：暴下后饮酒者，膈上变为伏热；食生菜饮酒，莫炙腹，令人肠结。扁鹊云：久饮酒者，腐肠烂胃，溃髓蒸筋，伤神损寿；醉当风卧，以扇自扇，成恶风；醉以冷水洗浴，成疼痹。大醉汗出，当以粉粉身，令其自干，发成风痹。常日未没食讫，即莫饮酒，终身不干呕。饱食讫，多饮水及酒，成痞僻❶。

【注】

❶ 痞僻：指气机不畅、气血瘀滞引起的局部胀满、疼痛或不适，多与脾胃失调有关。

扁豆：味甘，微温，无毒。和中下气。其叶：平，主霍乱，吐下不止。

稷米：味甘，平，无毒。益气安中，补虚和胃，宜脾。

粳米：味辛，苦，平，无毒。主心烦，断下利，平胃气，长肌肉，温中❶。又云：生者冷，燔❷者热。

糯米：味苦，温，无毒。温中，令人能食，多热❸，大便硬。

【注】

❶ 温中："温"后原脱"中"字，据孙本、元刻本、道藏本、四库本、后藤本补。

❷ 燔：读作fán，此处指炙烤。

❸ 多热：此处指身体发热。

醋：味酸，温，涩，无毒。消痈肿，散水气，杀邪毒，血运。扁鹊云：多食醋，损人骨。能理诸药，消毒❶。

荞麦：味酸，微寒，无毒。食之难消❷，动大热风。其叶：生食动刺风，令人身痒。黄帝云：作面和猪、羊肉热食之，不过八九顿，作热风，令人眉须落，又还生，仍稀少。泾邠❸以北，多患此疾。

【注】

❶ 毒：孙本"毒"下有"热"字。

❷ 难消：即难以消化。

❸ 泾邠：指泾河和邠州。泾河，水名，发源于宁夏，经甘肃、陕西流入渭河，邠州在今陕西省彬县。"邠"读作bīn。

盐：味咸，温，无毒。杀鬼蛊、邪注、毒气，下部䘌疮；伤寒寒热，能吐胸中痰澼❶，止心腹卒❷痛；坚肌骨。不可多食，伤肺喜咳，令人色肤黑，损筋力。扁鹊云：盐能除一切大风疾痛者，炒熨❸之。

黄帝云：食甜粥竟，食盐即吐，或成霍乱。

【注】

❶ 痰澼：痰湿积聚在体内引发的疾病。

❷ 卒：突然。

❸ 炒熨：炒热熨敷。

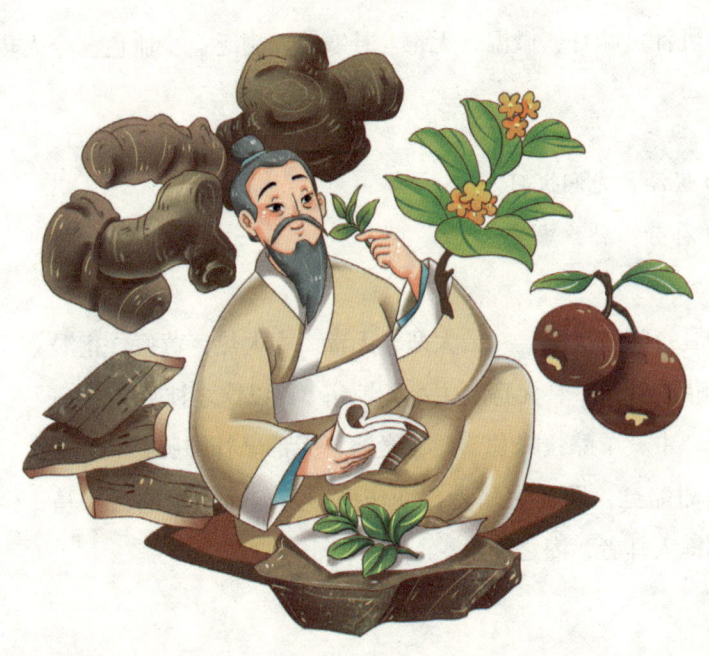

鸟兽虫鱼第五

人乳汁：味甘，平，无毒。补五脏，令人肥白悦泽❶。

马乳汁：味辛，温，无毒。止渴。

牛乳汁：味甘，微寒，无毒。补虚羸，止渴。入生姜、葱白，止小儿吐乳，补劳❷。

羊乳汁：味甘，微温，无毒。补寒冷、虚乏、少血色。令人热中。

【注】

❶ 悦泽：光润悦目。

❷ 补劳：补益虚劳。

驴乳：味酸，寒，一云大寒，无毒。主大热，黄疸，止渴。

母猪乳汁：平，无毒。主小儿惊痫❶，以饮之神妙❷。

马、牛、羊酪：味甘、酸，微寒，无毒。补肺脏，利大肠❸。黄帝云：食甜酪竟，即食大醋者，变作血瘕及尿血。华佗云：马、牛、羊酪，蚰蜒入耳者，灌之即出。

【注】

❶ 惊痫：一种反复发作，神志异常的病症。又称癫痫，俗称羊癫风。

❷ 神妙：效果神奇。

❸ 利大肠：通利大肠。

沙牛❶及白羊酥：味甘，微寒，无毒。除胸中客气，利大、小肠，治口疮。

牯❷牛酥：味甘，平，无毒。去诸风湿痹，除热，利大便，去宿食。

醍醐：味甘，平，无毒。补虚，去诸风痹，百炼乃佳。甚去月蚀疮。添髓，补中，填骨，久服增年。

【注】

❶ 沙牛：也作"犀牛"。

❷ 牯：道藏本、四库本中作"牝"。

熊肉：味甘，微寒，微温，无毒。主风痹不仁，筋急五缓。若腹中有积聚，寒热羸瘦者，食熊肉，病永不除。其脂：味甘、微寒。治法与肉同。又去头疡、白秃❶、面皯黯，食饮呕吐。久服强志不饥，轻身长年。黄帝云：一切诸肉，煮不熟，生不敛❷者，食之成瘕。熊及猪二种脂，不可作灯，其烟气入人目，失明，不能远视。

【注】

❶ 白秃：一种头皮癣疾，初起头皮毛发根部出现灰白色屑斑，小如豆粒，大如钱币，日久逐渐蔓延扩大成片，毛发干枯，断折易落，参差不齐，偶有瘙痒，久则发枯脱落或斑秃，但愈后毛发可再生。

❷ 敛：意思是收缩、收束。

羖羊角：味酸、苦，温，微寒，无毒。主青盲❶，明目；杀疥虫❷；

止寒泄❸；心畏惊悸❹。除百节中结气，及风伤蛊毒；吐血；妇人产后余痛。烧之，杀鬼魅，辟❺虎狼。久服安心益气，轻身。勿令中湿，有毒。髓：味甘，温，无毒。主男子女人伤中，阴阳气不足。却风热，止毒，利血脉，益经气。以酒和服之亦可，久服不损人。

【注】

❶ 青盲：症见视力逐渐减退，渐至失明，但眼的外观没有异常。

❷ 疥虫：一种生长在人和哺乳动物皮肤下引起疥疮的寄生虫。

❸ 寒泄：因寒邪客脾胃所致，表现为腹中绵痛、便泻稀水等。

❹ 惊悸：因惊恐而心跳得厉害。

❺ 辟：驱赶、驱散。

青羊胆汁：冷，无毒。主诸疮，能生人身脉；治青盲，明目。肺，平，补肺治嗽；止渴；多小便；伤中，止虚，补不足；去风邪。肝：补肝，明目。心：主忧恚❶，膈中逆气。肾：补肾气虚弱，益精髓。头骨：主小儿惊痫，煮以浴之。蹄肉：平，主丈夫五劳七伤。

【注】

❶ 忧恚：忧愁愤恨。

肉：味苦、甘，大热，无毒。主暖中止痛，字乳余疾❶，及头脑中大风，汗自出，虚劳寒冷，能补中益气力，安心止惊，利产妇，不利时患人。头肉：平。主风眩❷瘦疾，小儿惊痫，丈夫五劳七伤。其骨：热，主虚劳寒中羸瘦，其宿有热者，不可食。

【注】

❶ 字乳余疾：又称"乳余疾""产乳余疾"，指妇女产后所患疾病。
❷ 风眩：指因风邪、风痰所致的眩晕症状。

生脂：止下利脱肛，去风毒；妇人产后腹中绞痛。肚：主胃反；治虚羸；小便数；止虚汗❶。黄帝云：羊肉共醋食之，伤人心，亦不可共生鱼、酪和食之，害人。凡一切羊蹄甲中有珠子白者，名羊悬筋，食之令人癫。白羊黑头，食其脑，作肠痈❷。羊肚共饭饮常食，久久成反胃，作噎病❸。甜粥共肚食之，令人多唾，喜吐清水。

【注】

❶ 虚汗：因体虚或患有某种疾病引起的不正常的出汗现象。
❷ 肠痈：发于肠部的痈疽。
❸ 噎病：共有五种，分别为气噎、忧噎、食噎、劳噎、思噎。

羊脑、猪脑：男子食之损精气、少子。若欲食者，研之如粉，和醋食之，初不如不食佳。青羊肝和小豆食之，令人目少明。一切羊肝生共椒食之，破人五脏，伤心，最损小儿。弥忌水中柳木及白杨木，不得铜器中煮羖羊肉❶，食之，丈夫损阳，女子绝阴。暴下后不可食羊肉髓及骨汁，成烦热难解，还动利。凡六畜五脏，着草自动摇，及得咸醋不变色，又堕地不汗，又与犬，犬不食者，皆有毒，杀人。六月勿食羊肉，伤人神气。

【注】

❶ 羖羊肉：公羊的肉。

沙牛髓：味甘，温，无毒。安五脏，平胃气，通十二经脉，理三焦，约❶温骨髓，补中，续绝伤❷，益气力；止泄利，去消渴，皆以清酒和暖服之。肝：明目。胆：可丸百药，味苦，大寒，无毒。除心腹热渴，止下利，去口焦燥，益目精。心：主虚忘❸。肾：去湿痹，补肾气，益精。齿：主小儿痫。肉：味甘，平，无毒。主消渴，止唾涎出，安中，益气力，养脾胃气。不可常食，发宿病。自死者不任食。喉咙：主小儿啤❹。

【注】

❶ 约：孙本无"约"字。
❷ 绝伤：一般指骨伤科疾病，如跌打或骨折。
❸ 忘：孙本中作"妄"。
❹ 啤：《考异》认为，"按'啤'字方书未经见，恐'呷'讹"。呷，也作呷气，指打嗝、呕吐、反胃等症状。

黄犍❶、沙牛、黑牯牛❷尿：味苦、辛，微温，平，无毒。主水肿腹脚俱满者，利小便。黄帝云：乌牛自死北首者，食其肉害人。一切牛盛热时卒死者，总不堪食，食之作肠痈。患甲蹄牛，食其蹄中拒❸筋，令人作肉刺。独肝牛肉，食之杀人。牛食蛇者独肝，患疥牛、马肉食，令人身体痒。

【注】

❶ 犍：阉割过的公牛。
❷ 牯牛：公牛。
❸ 拒：《食经》作"巨"。

牛肉共猪肉食之，必作寸白虫。直尔黍❶米、白酒、生牛肉共食，亦作寸白❷，大忌。人下利者，食自死牛肉必剧❸。一切牛、马乳汁及酪，共生鱼食之，成鱼瘕❹。六畜脾，人一生莫食。十二月勿食牛肉，伤人神气。

【注】

❶ 黍：中国古代主要粮食及酿造作物，被列为五谷之一。

❷ 寸白：元刻本中，"白"下并有"虫"字。

❸ 剧：加重。

❹ 鱼瘕：病证名。腹内瘕证其形如鱼者。

马心：主喜忘。肺：主寒热，茎痿。肉：味辛、苦，平，冷，无毒。主伤中，除热，下气，长筋，强腰脊，壮健强志，利意❶，轻身，不饥。

黄帝云：白马自死，食其肉害人。白马玄❷头，食其脑令人癫，白马鞍下乌色彻肉里❸者，食之伤人五脏。下利者，食马肉必加剧。白马青蹄，肉不可食。一切马汗气及毛不可入食中，害人。诸食马肉心烦闷者，饮以美酒则解，白酒则剧。五月勿食马肉，伤人神气。

【注】

❶ 利意：意思是增强心力。

❷ 玄：赤黑色。

❸ 彻肉里：透入肉中。

野马阴茎：味酸、咸，温，无毒。主男子阴痿缩❶，少精。肉：辛，平，无毒。主人马癫，筋脉不能自收，周痹❷，肌不仁。病死者不任用。

【注】

❶ 阴痿缩：阳痿。
❷ 周痹：孙本作"风痹"，中医学指风寒湿侵袭而引起的肢节疼痛或麻木的疾病。

驴肉：味酸，平，无毒。主风狂，愁忧不乐，能安心气。病死者不任用。其头烧却毛，煮取汁，以浸曲酿酒，甚治大风动摇不休者❶。皮胶亦治大风。

狗阴茎：味酸，平，无毒。主伤中，丈夫阴痿不起。

【注】

❶ 大风动摇不休者：指持续痉挛抽搐的患者。

狗脑：主头风痹，下部䘌疮，疮中❶息肉。肉：味酸、咸，温，无毒。宜肾，安五脏，补绝伤劳损。久病大虚者服之，轻身，益气力。黄帝云：白犬合海鲉食之，必得恶病。白犬自死不出舌者，食之害人。犬春月多狂，若鼻赤起而燥者，此欲狂，其肉不任食。九月勿食犬肉，伤人神气。

【注】

❶ 疮中：《翼方》作"鼻中"。

豚卵：味甘，温❶，无毒。除阴茎中痛，惊痫，鬼气，蛊毒；除寒热、奔豚、五癃❷、邪气挛缩。一名豚颠。阴干，勿令败。豚肉：味辛，平，有小毒。不可久食，令人遍体筋肉碎痛，乏气❸。大猪后脚悬蹄甲：无毒，主五痔，伏热在腹中，肠痈内蚀，取酒浸半日，炙焦用之。大猪四蹄：小寒，无毒。主伤挞❹，诸败疮。

【注】

❶ 温：孙本中作"寒"。
❷ 五癃：五种泌尿系统疾病的总称。
❸ 乏气：乏力气短。
❹ 挞：即用鞭子或棍子打。

母猪蹄：寒，无毒。煮汁服之，下乳汁❶，甚❷解石药毒。大猪头肉：平，无毒。补虚乏气力，去惊痫、鬼毒、寒热、五癃。脑：主风眩。心：平，无毒。主惊邪、忧恚、虚悸、气逆；妇人产后中风，聚血气惊恐。肾：平，无毒。除冷利❸，理肾气，通膀胱。肝：味苦，平，无毒。主明目。

【注】

❶ 下乳汁：指通下乳汁。
❷ 甚：容易、快。
❸ 冷利：因肠虚寒客所致，临证可见利下白色黏液，手足冰冷，渴喜热饮等。

猪喙❶：微寒，无毒。主冻疮痛痒。肚：微寒，无毒。补中益气，止渴，断暴利❷虚弱。肠：微寒，无毒。主消渴、小便数，补下焦虚竭。其肉间脂肪：平，无毒。主煎诸膏药，破冷结，散宿血❸，解斑蝥、芫青毒。

【注】

❶ 喙：四库本中作"肺"。
❷ 暴利：即"暴痢"，指急性症状严重的痢疾。
❸ 宿血：聚集不流动的血液。

猪洞肠❶：平，无毒。主洞肠挺出血多者。豭猪❷肉：味苦、酸，冷，无毒。主狂病多日不愈。凡猪肉：味苦，微寒，宜肾，有小毒。补肾气虚弱，不可久食，令人少子精，发宿病，弱筋骨，闭血脉，虚人肌。有金疮者，食之疮尤甚。猪血：平、涩，无毒。主卒下血不止。美清酒和炒服之，又主中风绝伤，头中风眩及诸淋露、奔豚❸、暴气。

【注】

❶ 洞肠：胴肠、大肠。
❷ 豭猪：公猪。"豭"，又作"豝"。
❸ 奔豚：又称奔豚气，指患者自觉有气从少腹上冲胸咽的一种病症。

黄帝云：凡猪肝、肺，共鱼鲙食之，作痈疽。猪肝共鲤鱼肠、鱼子食之，伤人神。豚脑：损男子阳道，临房不能行事，八月勿食猪肺及饴，和食之，至冬发疸。十月勿食猪肉，损人神气。

鹿头肉：平，主消渴，多梦妄见❶者。生血，治痈肿。茎筋，主劳损。蹄肉，平。主脚膝骨中疼痛，不能践地。骨：主内虚，续绝伤，补骨，可作酒。髓：味甘、温。主丈夫妇人伤中，脉绝，筋急痛❷，咳逆，以酒和服。肾：平，主补肾气。肉：味苦，温，无毒。补中，强五脏，益气力。肉生者，主中风口㖞不正，细细剉❸之，以薄僻上。华佗云：和生椒捣薄❹之，使人专看之，正则急去之。不尔，复牵向不僻处。

【注】

❶ 妄见：看到虚幻不实的事物。

❷ 急痛：拘急痉挛疼痛。

❸ 剉：用锉刀磨粉。

❹ 薄：即涂抹。

角，错❶取屑一升，白蜜五升，溲之，微火熬，令小❷变色，曝干更捣筛，服方寸匕，日三。令人轻身，益气力，强骨髓，补绝伤。

【注】

❶ 错：同"锉""剉"，锉磨。《广雅·释诂三》："错，磨也。"

❷ 小：这里指稍微，微微。

黄帝云：鹿胆白者，食其肉，害人。白鹿肉不可和蒲白作羹食，发恶疮。五月勿食鹿肉，伤人神气。胡居士云：鹿性惊烈，多别良草。恒❶食九物，余者不尝。群处必依山冈，产归下泽，飨❷神用其肉者，以其性烈清净故也。凡饵药之人，不可食鹿肉，服药必不得力。

【注】

❶ 恒：持久，一直。

❷ 飨：即祭祀。

所以然者❶，以鹿常食解毒之草，是故能制毒❷，散诸药故也。九草者，葛叶花、鹿葱、鹿药、白蒿、水芹、甘草、齐头蒿、山苍耳、荠苨。

【注】

❶ 所以然者：意思是之所以这样的原因。

❷ 制毒：克制毒性。

獐骨：微温，无毒。主虚损、泄精❶。肉：味甘，温，无毒。补益五脏。髓：益气力，悦泽人面。獐无胆，所以怯弱多惊恐。黄帝云：五月勿食獐肉，伤人神气。

【注】

❶ 泄精：精液自动滑出的病症。

麋脂：味辛，温，无毒。主痈肿、恶疮、死肌❶、寒热❷、风寒湿痹，四肢拘缓不收，风头肿气，通腠理，柔皮肤❸。不可近男子阴，令痿。一名宫脂。十月取。黄帝云：生麋肉共虾汁合食之，令人心痛；生麋肉共雉肉食之，作痼疾。

【注】

❶ 死肌：坏死的肌肉。

❷ 寒热：中医指怕冷发热的症状。

❸ 柔皮肤：意思是使皮肤柔软。

虎肉：味酸，无毒。主恶心欲呕，益气力，止多唾❶。不可热食，坏人齿。虎头骨：治风邪。虎眼睛：主惊痫。

豹肉：味酸，温，无毒。宜肾，安五脏，补绝伤；轻身益气，久食利人。

【注】

❶ 多唾：自觉口中唾液很多，或频频不自主吐唾的症状。

狸肉：温，无毒。补中，轻身，益气，亦治诸注❶。黄帝云：正月勿食虎、豹、狸肉，伤人神，损寿。

兔肝：主目暗。肉，味辛，平，涩，无毒。补中益气，止渴。兔无脾❷，所以能走❸。盖以属二月建卯木位❹也，木克土，故无脾焉。马无脾，亦能走也。

【注】

❶ 注：指的是以发生在肌肉深部的转移性、多发性脓肿为表现的全身感染性疾病。

❷ 兔无脾：兔子没有脾脏。

❸ 能走：这里指擅长奔跑。

❹ 二月建卯木位：古人称北斗星斗柄所指方位为建，每月移指一个方向，周而复始。因以十一月为建子，故称二月建卯。十二地支卯为东方，故云木位。

黄帝云：兔肉和獭肝食之，三日必成遁尸❶；共白鸡肝、心食之，令人面失色，一年成瘅黄❷；共姜食，变成霍乱；共白鸡肉食之，令人血气不行。二月勿食兔肉，伤人神气。

【注】

❶ 遁尸：一种突然发作、以心腹胀满刺痛和喘急为主要表现的危重病症。

❷ 瘅黄：黄疸病。

生鼠：微温，无毒。主踒折❶，续筋补骨，捣薄之，三日一易❷。

獭肝：味甘，有小毒。主鬼疰❸、蛊毒，却鱼鲠❹，止久嗽，皆烧作灰，酒和服之。

獭肉：味甘，温，无毒。主时病疫气❺，牛马时行病。皆煮取汁，停冷服之，六畜灌之。

【注】

❶ 踒折：即骨折。

❷ 易：这里指替换。

❸ 鬼疰：指注窜无定处可生的多发性深部脓疡。

❹ 鱼鲠：指鱼刺、鱼骨。

❺ 时病疫气：季节性发生的具有强烈传染性的外感病邪。

狐阴茎：味甘，平，有小毒。主女子绝产❶，阴中痒，小儿阴㿉❷卵肿。肉并五脏及肠肚，味苦，微寒，有毒。主蛊毒寒热，五脏痃冷❸；小儿惊痫；大人狂病见鬼。黄帝云：麝肉共鹄肉食之，作症瘕❹。

【注】

❶ 绝产：妇女因病而终身不能生育。

❷ 小儿阴㿉："㿉"读作 tuí，指小儿睾丸肿大。

❸ 痃冷：一种寒邪久伏、固滞于肠胃，阳气郁结的病证。

❹ 症瘕：多因脏腑失调、气血阻滞、瘀血内结引起，腹中结块的病。坚硬不移动，痛有定处为"症"；聚散无常，痛无定处为"瘕"。

野猪青蹄不可食；及兽赤足者不可食；野兽自死北首伏地[1]不可食；兽有歧[2]尾不可食。家兽自死，共鲙汁食之，作疽疮。十一月勿食经夏臭脯，成水病[3]，作头眩，丈夫阴痿。甲子日勿食一切兽肉，大吉。

【注】

[1] 自死北首伏地：指自然死亡时头向北趴在地上。

[2] 歧：分叉。

[3] 水病：指水肿病。

鸟飞投人[1]不肯去者，口中必有物，开看无者，拔一毛放之，大吉。一切禽兽自死无伤处，不可食。三月三日勿食鸟兽五脏及一切果菜五辛[2]等物，大吉。

【注】

[1] 投人：撞向人。

[2] 五辛：指蒜、葱、兴渠、韭、薤五种。

丹雄鸡肉：味甘，微温，无毒。主女人崩中漏下，赤白沃[1]；补虚，温中；能愈久伤乏疮不肯瘥者，通神，杀恶毒。

黄雌鸡肉：味酸，咸平，无毒。主伤中，消渴；小便数而不禁[2]，肠澼泄利；补益五脏，绝伤五劳，益气力。

【注】

[1] 赤白沃：赤白带下，指白带中有血块夹杂其中，显红色。

[2] 小便数而不禁：小便次数多且失去控制的一种症状。

鸡子黄：微寒。主除热，火灼，烂疮、痓。可作虎魄❶神物。

卵白汁：微寒。主目热赤痛；除心下伏热，止烦满❷；咳逆；小儿泄利；妇人产难，胞衣不出，生吞之。

【注】

❶ 虎魄：孙本作"琥珀"。

❷ 烦满：心烦、胸中闷满之症。

白雄鸡肉：味酸，微温，无毒。下气，去狂邪，安五脏，伤中，消渴。

乌雄鸡肉：味甘，温，无毒。补中，止心痛。

黑雌鸡肉：味甘，平，无毒。除风寒湿痹，五缓六急❶，安胎。

【注】

❶ 五缓六急：这里指肢体活动不利。

黄帝云：一切鸡肉合鱼汁食之，成心瘕❶。鸡具五色者，食其肉必狂。若有六指四距❷，玄鸡白头，家鸡及野鸡，鸟生子有文八字，鸡及野鸟死不伸足爪，此种食之害人。鸡子白共蒜食之，令人短气。鸡子共鳖肉蒸食之，害人。鸡肉、獭肉共食，作遁尸注❸，药所不能治。食鸡子唼生葱，变成短气。鸡肉、犬肝肾共食害人。生葱共鸡、犬肉食，令人谷道❹终身流血。

【注】

❶ 心瘕：心中包块。

② 距：鸟足后上方突出像趾的部分。《说文·足部》："距，鸡距也。"
③ 遁尸注：这里指肌肉深部的脓肿。
④ 谷道：即肛门。

乌鸡肉合鲤鱼肉食，生痈疽。鸡、兔、犬肉和食必泄利。野鸡肉共家鸡子食之，成遁尸，尸鬼缠身，四肢百节①疼痛。小儿五岁以下饮乳未断者，勿食鸡肉。二月勿食鸡子②，令人常恶心。丙午日食鸡、雉肉，丈夫烧死，目盲；女人血死③，妄见。四月勿食暴鸡④肉，作内疽⑤，在胸腋下出漏孔，丈夫少阳，妇人绝孕，虚劳乏气。八月勿食鸡肉，伤人神气。

【注】

① 百节：人体的各个关节。
② 鸡子：鸡蛋。
③ 血死：这里指失血而死。
④ 暴鸡：即"抱鸡"，指正在孵蛋的鸡。
⑤ 内疽：体内脏器的毒性肿块。

雉肉：酸微，寒，无毒。补中益气，止泄利，久食令人瘦。嘴，主蚁瘘①。黄帝云：八月建酉日食雉肉，令人短气。八月勿食雉肉，损人神气。

白鹅脂：主耳卒聋，消②以灌耳。毛：主射工③水毒。肉：味辛、平，利五脏。

【注】

❶ 蚁瘘：意思是脚底生疮，上有细孔，日久不愈。

❷ 消：融化。

❸ 射工：一种传说的毒虫名。晋张华《博物志》卷三："江南山溪中有射工虫，甲虫之类也。长一二寸，口中有弩形，以气射人影，随所著处发疮，不治则杀人。"

鹜肪：味甘，平，无毒。主风虚寒热。肉，补虚乏，除客热❶，利脏腑，利水道。黄帝云：六月勿食鹜肉，伤人神气。

鸳鸯肉：味苦，微温，无毒。主瘘疮，清酒浸之，炙令热，以薄之，亦炙服之。又治梦思慕❷者。

【注】

❶ 客热：外来的热邪。

❷ 梦思慕：梦中怀念、思念。

雁肪：味甘，平，无毒。主风挛拘急，偏枯❶，血气不通利。肉：味甘，平，无毒。久服长发、鬓、须、眉，益气不饥，轻身耐暑。黄帝云：六月勿食雁肉，伤人神气。

越燕屎：味辛，平，无毒。主杀蛊毒、鬼注，逐不祥邪气；破五癃，利小便。熬香用之，治口疮。肉不可食之，入水为蛟龙所杀❷。黄帝云：十一月勿食鼠肉、燕肉，损人神气。

【注】

❶ 偏枯：偏瘫，半身不遂。

❷ 入水为蛟龙所杀：指进入水中被蛟龙杀害。

石蜜：味甘，平，微寒，无毒。主心腹邪气，惊痫痉，安五脏，治诸不足❶，益气补中；止腹痛；解诸药毒；除众病，和百药；养脾气；消心烦，食饮不下；止肠澼，去肌中疼痛；治口疮；明耳目。久服强志❷轻身，不饥耐老，延年神仙。一名石饴。白如膏❸者良，是今诸山崖处蜜也。青赤蜜：味酸，食之令人心烦。其蜂黑色，似虻❹。黄帝云：七月勿食生蜜，令人暴下❺，发霍乱。

【注】

❶ 治诸不足：治疗各种虚证。

❷ 强志：增强意志的意思。

❸ 膏：即石膏。

❹ 虻：昆虫，体长椭圆形，头阔，触角短，复眼大，黑绿色，口吻粗，腹部长大。

❺ 暴下：指急性腹泻。

蜜蜡：味甘，微温，无毒。主下利脓血❶；补中，续绝伤，除金疮；益气力，不饥耐老。

白蜡：主久泄澼，瘥后重见血者，补绝伤，利小儿。久服轻身不饥。生于蜜房或木石上，恶芫花、百合。此即今所用蜡也。

【注】

❶ 下利脓血：中医病证名，指痢下赤白黏冻。

蝮蛇肉：平，有毒。酿酒，去癫❶疾，诸九瘘，心腹痛，下结气，除蛊毒。其腹中吞鼠：平，有小毒。主鼠瘘❷。

原蚕雄蛾：味咸，温，有小毒。主益精气，强男子阳道，交接不倦，甚治泄精，不用相连者。

【注】

❶ 癞：即麻风病。

❷ 鼠瘘：一种病症，即瘰疬。颈腋部淋巴腺结核症。

鲠鱼：味甘，无毒。主百病。

鳗鲡鱼：味甘，大温，有毒。主五痔瘘❶，杀诸虫。

鳝鱼肉：味甘，大温，黑者无毒。主补中养血，治沈唇❷。五月五日取。头骨，平：无毒。烧服，止久利❸。

【注】

❶ 痔瘘：因肛门直肠脓肿破溃或切开排脓口形成的病症。

❷ 沈唇：一种唇部瘤肿之病症。

❸ 久利：指下利久延不愈。

鲜鱼：平，无毒。主少气吸吸❶，足不能立地。黄帝云：四月勿食蛇肉、鲜肉，损神害气。

乌贼鱼骨：味咸，微温，无毒。主女子漏下赤白经汁❷、血闭、阴蚀❸肿痛、寒热、症瘕、无子；惊气入腹，腹痛环脐，丈夫阴中痛而肿，令人有子。肉：味酸，平，无毒。益气强志。

【注】

❶ 吸吸：这里指气息短少而不能接续状，多因元气虚衰所致。

❷ 赤白经汁：红白相间的经水。

❸阴蚀：阴部溃烂，形成溃疡，脓血淋漓，或痛或痒，肿胀坠痛等症，多伴有赤白带下等。

鲤鱼肉：味甘，平，无毒。主咳逆上气、瘅黄，止渴。黄帝云：食桂竟，食鲤鱼肉害人；腹中宿症❶病者，食鲤鱼肉害人。

鲫鱼：味甘，平，无毒。主一切疮，烧作灰，和酱汁敷之，日二；又去肠痈。

【注】

❶宿症：经久不消的包块。

黄帝云：鱼白目，不可食之；鱼有角，食之发心惊，害人；鱼无肠、胆，食之三年，丈夫阴痿不起，妇人绝孕；鱼身有黑点不可食；鱼目赤，作鲙❶食，成瘕病，作鲊❷食之害人。一切鱼共菜食之，作蛔虫、蛲虫；一切鱼尾，食之不益人，多有勾骨，著❸人咽，害人；鱼有角、白背，不可食。

【注】

❶鲙：将鱼细切做的肴馔。
❷鲊：腌制的鱼。
❸著：即"着"，勾住的意思。

凡鱼赤鳞不可食；鱼无腮不可食；鱼无全腮，食之发痈疽。鲋鲐鱼不益人❶，其尾有毒，治齿痛。鳎鲼鱼有毒，不可食之。二月庚寅日勿食鱼，大恶。五月五日勿以鲤鱼子共猪肝食，必不消化，成恶病。

【注】

❶ 不益人：对人没有好处。

下利者食一切鱼，必加剧，致困难治；秽饭、鳀❶肉、臭鱼不可合食之，害人。三月勿食鲛龙肉及一切鱼肉，令人饮食不化，发宿病，伤人神气，失气❷恍惚。

【注】

❶ 鳀：意思是鱼肉腐败。《玉篇·鱼部》："鳀，鱼败也。"
❷ 失气：中医指过多损耗精气。

鳖肉：味甘，平，无毒。主伤中益气，补不足，疗脚气❶。黄帝云：五月五日以鳖子共鲍鱼子食之，作瘅黄。鳖腹下成五❷字，不可食；鳖肉、兔肉和芥子酱食之损人；鳖三足，食之害人；鳖肉共苋、蕨菜食之，作鳖瘕，害人。

【注】

❶ 脚气：其症先起于腿脚，麻木，疼痛，软弱无力，或挛急，或肿胀，或萎枯，或发热，进而入腹攻心，小腹不仁，呕吐不食，心悸、胸闷、气喘，神志恍惚，言语错乱。
❷ 五：元刻本作"王"。

蟹壳：味酸，寒，有毒。主胸中邪热，宿结痛，喁僻❶面肿，散❷漆，烧之致鼠。其黄，解结散血，愈漆疮，养筋益气。黄帝云：蟹目相向，足斑者，食之害人。十二月勿食蟹、鳖，损人神气。

【注】

① 㖞僻：口眼歪斜。

② 散：《千金翼·卷四·虫鱼部》中作"败"。

又云：龟、鳖肉共猪肉食之，害人；秋果菜共龟肉食之，令人短气；饮酒食龟肉，并菰白菜，令人生寒热。六甲日勿食龟、鳖之肉，害人心神。螺、蚌共菜食之，令人心痛，三日一发。虾鲙共猪肉食之，令

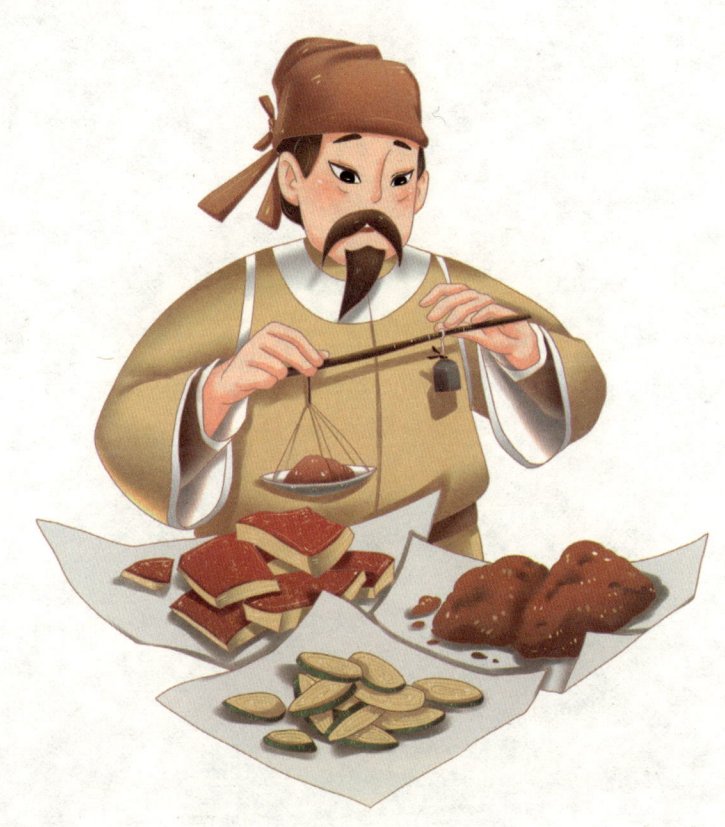

人常恶心、多唾，损精色❶。虾无须，腹下通乌色者，食之害人，大忌，勿轻。十一月、十二月，勿食虾、蚌着甲❷之物。

【注】

❶ 精色：精神、面色的意思。

❷ 着甲：即有外壳。

卷二 养性

在诸多养生之道中，养性处于首要地位，也是孙思邈养生之道的核心。养性的目的在于健康长寿，有了养性之理论指导，如何去实践就成为了关键。方法得当，则事半功倍，方法不当，则徒劳无益。

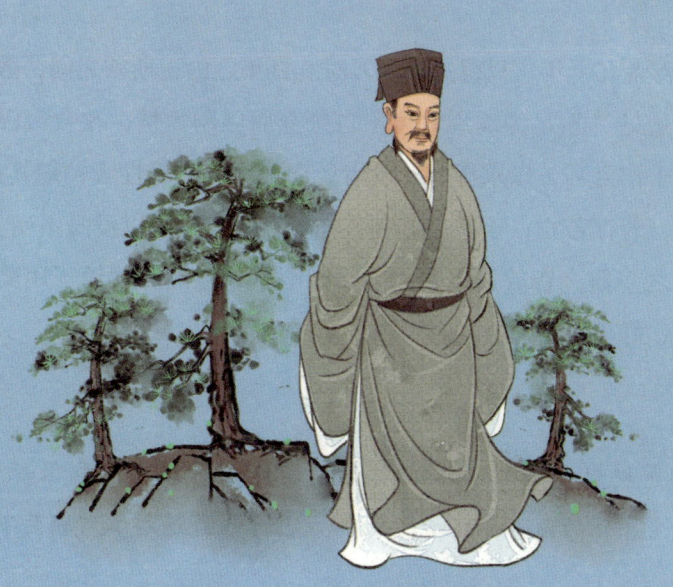

养性序第一

扁鹊云：黄帝说昼夜漏下水百刻，凡一刻人百三十五息，十刻一千三百五十息，百刻一万三千五百息。人之居世，数息之间。信哉！呜呼！昔人叹逝❶，何可不为善以自补耶？吾常思一日一夜有十二时，十日十夜百二十时，百日百夜一千二百时，千日千夜一万二千时，万日万夜一十二万时，此为三十年。

【注】

❶昔人叹逝：人们感叹时间流逝极快。《论语·子罕》："子在川上曰：逝者如斯夫！不舍昼夜。"

若长寿者九十年，只得三十六万时。百年之内，斯须之间，数时之活，朝菌蟪蛄❶不足为喻焉。可不自摄养而驰骋六情，孜孜汲汲，追名逐利，千诈万巧，以求虚誉，没齿❷而无厌。故养性者，知其如此，于名于利，若存若亡；于非名非利，亦若存若亡，所以没身不殆❸也。余慨时俗之多僻，皆放逸以殒亡。聊因暇日，粗述养性篇，用奖❹人伦❺之道，好事君子与我同志焉。

【注】

❶朝菌蟪蛄：蟪，读作huì。蛄，读作gū。比喻生命很短。"朝菌"指朝生暮死的菌类，蟪蛄即寒蝉。《庄子·逍遥游》："朝菌不知晦

朔,蟪蛄不知春秋,此小年也。"

❷ 没齿:没,读作 mò。指一生,一辈子;或指老年。

❸ 没身不殆:终身没有危险。

❹ 奖:辅助、帮助。《左传·襄公十一年》:"救灾患,恤祸乱,同好恶,奖王室。"杜预注:"奖,助也。"

❺ 人伦:人类。这里指人类的生命。

夫养性者,欲所习以成性,性自为善,不习无不利也。性既自善,内外百病皆悉不生,祸乱灾害,亦无由作,此养性之大经❶也。善养性者,则治未病之病,是其义也。故养性者,不但饵药餐霞❷,其在兼于百行;百行❸周备,虽绝药饵,足以遐年。德行不克❹,纵服玉液金丹,未能延寿。

【注】

❶ 大经:这里指常道、常规。

❷ 餐霞:餐食日霞,这里指修仙学道。

❸ 百行:各方面的修行。

❹ 德行不克:人的德行差。

故夫子曰:善摄生者,陆行不遇虎兕❶,此则道德之祜❷也,岂假❸服饵而祈遐年哉!圣人所以药饵者,以救过行之人也。故愚者抱病历年而不修一行,缠疴没齿终无悔心。此其所以岐和❹长逝,彭跗❺永归❻,良有以也。

【注】

❶ 兕:读作 sì,猛兽,形状似犀牛。《尔雅·释兽》:"兕,似牛。"

郭璞注曰:"一角,青色,重千金。"

❷ 祜:读作 hù,意为福,大福。

❸ 假:借。

❹ 岐和:这里指岐伯、医和。

❺ 彭跗:这里指巫彭、俞跗。

❻ 永归:一说"大归",指死亡。

嵇康❶曰:养生有五难:名利不去,为一难;喜怒不除,为二难;声色不去,为三难;滋味不绝,为四难;神虑精散,为五难。五者必存,虽心希难老,口诵至言,咀嚼英华,呼吸太阳,不能不回其操❷,不夭其年也。五者无于胸中,则信顺日跻,道德日全,不祈善而有福,不求寿而自延。此养生之大旨也。然或有服膺仁义,无甚泰❸之累者,抑亦其亚欤!

【注】

❶ 嵇康:字叔夜(224—263年),谯郡铚县(今安徽宿县)人。魏晋时期著名的文学家、思想家。好老庄之学,偏好服食,著《养生论》《嵇康集》辑本传世。

❷ 回其操:改变他的操行。

❸ 甚泰:这里指做事超过一定限度。《老子·二十九章》:"是以圣人去甚、去奢、去泰。"

黄帝问于岐伯曰:余闻上古之人,春秋❶皆度百岁,而动作不衰。今时之人,年至半百,而动作皆衰者,时代❷异耶?将❸人失之也?岐伯曰:上古之人,其知道者,法则阴阳,和于术数,饮食有常节,起居有常度,不妄作劳,故能形与神俱,而尽终其天年❹,度百岁乃去。

【注】

❶ 春秋：这里指年岁。

❷ 代：《素问·上古天真论》中作"世"。按避唐太宗李世民讳改"世"为"代"。

❸ 将：或。

❹ 天年：指人的自然寿数。

今时之人则不然，以酒为浆，以妄为常，醉以入房，以欲竭其精，以耗散其真，不知持满❶，不时御神❷，务快其心，逆于生乐❸，起居无节，故半百而衰也。夫上古圣人之教也，下皆为之。虚邪贼风，避之有时；恬惔虚无，真气从之；精神内守，病安从来？是以其志闲而少欲，其心安而不惧，其形劳而不倦，气从以顺，各从其欲，皆得所愿。

【注】

❶ 持满：保持精气的充沛。持，守护。

❷ 御神：指卫护神气。

❸ 逆于生乐：违背养生的快乐。

故甘其食，美其服，（《素问》作美其食，任其服。）乐其俗❶，高下不相慕，故其民日朴❷。是以嗜欲不能劳其目，淫邪不能惑其心，愚智贤不肖，不惧于物，合于道数，故皆能度百岁而动作不衰者，其德全不危❸也。是以人之寿夭，在于撙节❹，若消息❺得所❻，则长生不死；恣其情欲，则命同朝露也。

【注】

❶ 甘其食，美其服，乐其俗：指的是安于其所有。《老子·八十

章》："甘其食，美其服，安其居，乐其俗。"

❷ 曰朴：疑为"自朴"。朴，这里指人品质朴实淳厚。

❸ 德全不危：意为养生之道完备而无偏颇。

❹ 撙节：撙，读作 zǔn。抑制、节制。

❺ 消息：这里指调理。

❻ 得所：得宜。

岐伯曰：人年四十而阴气自半也，起居衰矣；年五十体重，耳目不聪明也；年六十阴痿，气力大衰，九窍不利，下虚上实，涕泣俱出。故曰：知❶之则强，不知则老。同出名异❷。智者察同，愚者察异❸；愚者不足，智者有余❹。

【注】

❶ 知：这里指知道七损八益、全形保性之道。

❷ 同出名异：意思是同时生在世间，而身体的强弱却不同。

❸ 智者察同，愚者察异：这里的意思是聪明的人在未病之时就注意养生，愚笨的人到了发病之后才注意调理。"同"指健康说，"异"指病老说。

❹ 愚者不足，智者有余：这里的不足与有余都是指对养生的认识。

有余则耳目聪明，身体轻强，年老复壮，壮者益理❶。是以圣人为无为之事，乐恬淡❷之味，能纵欲快志❸，得虚无之守，故寿命无穷，与天地终。此圣人之治身也。

【注】

❶ 益理：《素问·阴阳应象大论》作"益治"。益治，即更加安好。

❷恬淡：意为恬静，平淡。
❸纵欲快志：即所谓的"随心所欲"。

春三月，此谓发陈❶。天地俱生，万物以荣。夜卧早起，广步于庭，被❷发缓形，以使志生。生而勿杀，与而勿夺，赏而勿罚，此春气之应，养生之道也。逆之则伤肝，夏为寒为变❸，奉长❹者少。

【注】

❶发陈：指二十四节气自立春开始的三个月，为一年之始。
❷被：通"披"，披散。
❸为寒为变：《素问·四气调神大论》作"为寒变"，"寒变"为夏日得病之总称。
❹奉长：这里指供给夏季心火生长的基础。"奉"，供给的意思。

夏三月，此谓蕃秀❶。天地气交，万物华实。夜卧早起，毋厌于日❷。使志无怒，使华英成秀，使气得泄，若所爱在外，此夏气之应，养长之道也。逆之则伤心，秋为痎疟，则奉收者少，冬至重病。

【注】

❶蕃秀：指茂盛而秀美。
❷毋厌于日：意思是不要因日长而生厌。

秋三月，此谓容平❶。天气以急，地气以明。早卧早起，与鸡俱兴。使志安宁，以缓秋刑❷。收敛神气，使秋气平。毋外其志❸，使肺气清，此秋气之应，养收之道也。逆之则伤肺，冬为飧泄❹，则奉藏者少。

【注】

❶ 容平："容"，容受、接纳；"平"，宁静、心平气和。容平，万物成熟而平定收敛之意。

❷ 使志安宁，以缓秋刑：意思是安定神志，以避秋日肃杀之气。

❸ 毋外其志：指屏绝外虑。

❹ 飧泄：大便泄泻清稀，并有不消化的食物残渣。

冬三月，此为闭藏❶。水冰地坼，无扰乎阳。早卧晚起，必待日光。使志若伏若匿，若有私意，若已有得，去寒就温，毋泄皮肤，使气亟夺❷，此冬气之应，养藏之道也。逆之则伤肾，春为痿厥，则奉生者少。

【注】

❶ 闭藏：此处意为密闭蛰藏，生机潜伏。

❷ 使气亟夺：这里承接上文，指的是如果"泄皮肤"，则将使卫气迅速脱失。

天有四时五行，以生长收藏❶，以寒暑燥湿风。人有五脏，化为五气❷，以生喜怒悲忧恐。故喜怒伤气，寒暑伤形；暴怒伤阴❸，暴喜伤阳。故喜怒不节❹，寒暑失度，生乃不固。人能依时摄养❺，故得免其夭枉也。

【注】

❶ 生长收藏：生命的休养生息轮候。

❷ 五气：五脏化生的情志活动，即喜、怒、忧、悲、恐。

❸ 阴：阴液，包括血液、津液等。

❹ 喜怒不节：不控制情绪。

❺ 摄养：即调养。

仲长统❶曰：王侯之宫，美女兼千；卿士之家，侍妾数百。昼则以醇酒❷淋其骨髓，夜则房室❸输其血气。耳听淫声，目乐邪色，宴内❹不出，游外❺不返。王公得之于上，豪杰驰之于下。

【注】

❶ 仲长统：字公理，东汉时期山阳高平（今山东省微山县）人，曾为曹操谋事，著有《昌言》十二卷。《后汉书》有传。

❷ 醇酒：味道香郁而纯正的美酒。

❸ 房室：通"房事"。

❹ 宴内：意思是在家中摆宴。

❺ 游外：外出游玩。

及至生产不时，字育❶太早，或童孺而擅气❷，或疾病而构精，精气薄恶，血脉不充；既出胞脏，养护无法❸，又蒸之以绵纩，烁之以五味❹，胎伤孩病而脆，未及坚刚，复纵情欲，重重相生，病病相孕。国无良医，医无审术❺，奸佐其间，过谬常有，会❻有一疾，莫能自免。当今少百岁之人者，岂非所习不纯正也？

【注】

❶ 字育：即生育。

❷ 擅气：与下句"构精"互文见义，都指两性交合。

❸ 无法：指不合法度。

❹ 蒸之以绵纩，烁之以五味：意为好逸恶劳、肥甘厚腻能伤人

身体。

⑤审术：这里指真实可信的医术。《玉篇·采部》："审，信也。"

⑥会：即遭遇。

抱朴子❶曰：或问：所谓伤之者，岂色欲之间乎？答曰：亦何独斯哉！然长生之要，其在房中❷。上士知之，可以延年除病，其次不以自伐。若年当少壮，而知还阴丹❸以补脑，采七益于长俗❹（一作谷）者，不服药物，不失一二百岁也，但不得仙耳。不得其术者，古人方之于凌杯❺以盛汤，羽苞之蓄火。

【注】

❶抱朴子：晋代医家葛洪的号。葛洪，字稚川，号抱朴子，晋丹阳句容（今江苏句容县）人，著有《肘后备急方》《抱朴子》等。

❷其在房中：意为将养生的方法用于房中术。

❸阴丹：即道士炼出的丹药。

❹采七益于长俗：《抱朴子·极言》作"采玉液于长谷"。

❺凌杯：即冰杯。凌，即冰。

又且才所不逮而强思之伤❶也，力所不胜而强举之伤❷也，深忧重恚❸伤也，悲哀憔悴伤也，喜乐过度伤也，汲汲❹所欲伤也，戚戚所患伤也，久谈言笑伤也，寝息失时伤也，挽弓引弩伤也，沉醉呕吐伤也，饱食即卧伤也，跳足❺喘乏伤也，欢呼哭泣伤也，阴阳不交伤也。

【注】

❶强思之伤：因过度思考而产生的损伤。

❷ 强举之伤：因过度用力而产生的伤害。
❸ 恚：即怒。
❹ 汲汲：形容急切的样子，表示急于得到。
❺ 足：《抱朴子·极言》作"走"。

积伤至尽❶，尽则早亡，尽则非道也。是以养性之士，唾不至远，行不疾走，耳不极听，目不极视，坐不久处❷，立不至疲，卧不至懻❸。先寒而衣，先热而解；不欲极饥而食，食不可过饱；不欲极渴而饮，饮不欲过多。

【注】

❶ 尽：极致。
❷ 久处：《抱朴子·极言》作"至久"。
❸ 懻：读作 jì，意为强直。《玉篇·心部》："懻，北方名强直为懻。"

饱食过多则结积聚❶，渴饮过多则成痰癖❷。不欲甚劳，不欲甚佚❸，不欲流汗❹，不欲多唾❺，不欲奔走车马，不欲极目远望，不欲多啖生冷，不欲饮酒当风，不欲数数沐浴，不欲广志远愿，不得❻规造异巧❼。

【注】

❶ 积聚：中医病名，症见腹内结块，或痛或胀。
❷ 痰癖：中医病名，痰邪癖聚于胸胁之间所致的病症。
❸ 佚："佚"通"逸"，意为舒闲、安乐。
❹ 流汗：《抱朴子内篇校勘记》引《太平御览》卷六百六十八作

"多汗"。

⑤ 唾:《抱朴子·极言》作"睡"。

⑥ 不得:不要。

⑦ 规造异巧:筹划奇怪的行为。规造,筹划制作。

冬不欲极❶温,夏不欲穷凉;不欲露卧星月,不欲眠中用扇❷;大寒、大热、大风、大雾皆不欲冒❸之。五味不欲偏多,故酸多则伤脾,苦多则伤肺,辛多则伤肝,咸多则伤心,甘多则伤肾,此五味刻❹五脏,五行自然之理也。

【注】

❶ 极:最,非常。

❷ 用扇:《抱朴子·极言》作"见肩"。

❸ 冒:不顾;顶着。

❹ 刻:通"克"。

凡言伤者,亦不即觉也,谓久即损寿耳。是以善摄生❶者,卧起有四时❷之早晚,兴居有至和之常制❸;调利筋骨,有偃仰❹之方;祛疾闲❺邪,有吐纳之术;流行荣卫,有补泻之法;节宣劳逸,有与夺之要。忍怒以全阴,抑喜以养阳。然后先服草木以救亏缺,后服金丹以定无穷,养性之理,尽于此矣。

【注】

❶ 善摄生:善于养生。

❷ 四时:四季。

❸ 常制:指通常的制度。

❹ 偃仰：俯仰，引申为导引之类的活动。
❺ 闲：限制，约束。

夫欲快意任怀，自谓达识知命，不泥异端，极情肆力，不劳持久者，闻此言也，虽风之过耳，电之经目，不足喻也。虽身枯于留连❶之中，气绝于绮纨❷之际，而甘心焉，亦安可告之以养性之事哉！非惟不纳，乃谓妖讹也。而望彼信之，所谓以明鉴❸给矇瞽❹，以丝竹❺娱聋夫者也。

【注】

❶ 留连：《抱朴子·极言》作"流连"。指沉溺于游乐而忘返。
❷ 绮纨：本义为精美的丝织品，这里代指女性。
❸ 鉴：镜子。
❹ 矇瞽：读作 méng gǔ，盲人。
❺ 丝竹：这里指音乐。

魏武❶与皇甫隆令曰：闻卿年出百岁，而体力不衰，耳目聪明❷，颜色和悦，此盛事也。所服食、施行、道引，可得闻乎？若有可传，想可密示封内。隆上疏对曰：臣闻天地之性，惟人为贵；人之所贵，莫贵于生。唐荒❸无始，劫运无穷。人生其间，忽如电过❹。每一思此，罔然❺心热。

【注】

❶ 魏武：即曹操，三国魏政治家、军事家。其死后被追尊为"太祖武皇帝"。
❷ 耳目聪明：指耳朵、眼睛反应灵敏，形容头脑清楚，眼光敏锐。

❸唐荒：当作"荒唐"。《庄子·天下》："谬悠之说，荒唐之言，无端崖之辞。""荒唐"与"无端崖"义近，意为广大无边，无终无始。

❹忽如电过：形容时光快速流逝。

❺罔然：失意，心中若有所失的样子。

生不再来，逝不可追，何不抑情养性以自保惜？今四海垂❶定，太平之际，又当须展才布德，当由万年❷；万年无穷，当由修道；道甚易知，但莫能行。臣常闻道人蒯京已年一百七十八，而甚丁壮❸。言人当朝朝服食玉泉、琢齿❹，使人丁壮有颜色❺，去三虫而坚齿。玉泉者，口中唾也。朝旦未起，早嗽津令满口乃吞之；琢齿二七遍。如此者乃名曰练精。

【注】

❶垂：将要。

❷当由万年：又曰"当须长寿"。

❸丁壮：强壮。

❹琢齿：即叩齿，指上下齿相叩击。

❺颜色：颜面有光泽。

嵇康云：穰岁❶多病，饥年❷少疾。信哉不虚！是以关中土地，俗好俭啬❸，厨膳肴馐❹，不过菹酱而已，其人少病而寿；江南岭表，其处饶足，海陆鲜肴，无所不备，土俗多疾而人早夭❺。

【注】

❶穰岁：穰，读作 ráng，指丰收之年。

② 饥年：荒年。《尔雅·释天》："谷不熟为饥。"
③ 啬：指节省、节俭。
④ 馐：美味的食品。
⑤ 早夭：未成年而夭折。

北方仕子，游宦至彼，遇其丰赡，以为福佑所臻。是以尊卑长幼，恣口食啖①；夜长醉饱，四体热闷，赤露眠卧，宿食不消。未逾期月②，大小皆病。或患霍乱③脚气胀满，或寒热疟痢，恶核疔肿，或痈疽④痔漏，或偏风猥退，不知医疗，以至于死。凡如此者，比肩皆是，惟云不习水土，都不知病之所由。静言思之，可谓太息⑤者也。学者先须识此，以自诫慎。

【注】

① 食啖：意为饭食清淡。
② 期月：一整月。
③ 霍乱：一种上吐下泻的胃肠道感染病。
④ 痈疽：毒疮，指皮肤的毛囊和皮脂腺受细菌感染所致的化脓性炎症。
⑤ 太息：又作"大息"。意为大声长叹，深深地叹息。

抱朴子曰：一人之身，一国之象①也。胸腹之位，犹②宫室也；四肢之列，犹郊境③也；骨节之分，犹百官也。神犹君也，血犹臣也，气犹民也，知治身则能治国也。夫爱其民，所以安其国；惜其气，所以全④其身。民散则国亡，气竭⑤则身死。死者不可生也，亡者不可存也。

【注】

① 象：形状、样子。
② 犹：好像。
③ 郊境：指城邑之郊区。
④ 全：保全。
⑤ 气竭：精气衰竭。

是以至人消未起之患①，治未病②之疾，医之于无事之前，不追于既③逝之后。夫人难养而易危也，气难清而易浊也，故能审威德所以保社稷④，割嗜欲所以固血气，然后真一⑤存焉，三一⑥守焉，百病⑦却焉，年寿延焉。

【注】

① 患：灾祸、祸患。
② 未病：还没有出现症状的疾病。
③ 既：已经。
④ 社稷：这里比喻人体。
⑤ 真一：这里指本性。
⑥ 三一：道家术语，即精、气、神，混三为一，而称"三一"。《抱朴子·地真》作"三七"，指三魂七魄。
⑦ 百病：所有疾病的统称。

道林养性第二

真人曰：虽常服饵❶而不知养性之术，亦难以长生也。养性之道，常欲小劳，但莫大疲及强❷所不能堪耳。且流水不腐，户枢不蠹❸，以其运动故也。养性之道，莫久行久立，久坐久卧，久视久听。盖以久视伤血，久卧伤气，久立伤骨，久坐伤肉，久行伤筋也。仍莫强食，莫强酒，莫强举重，莫忧思，莫大怒，莫悲愁，莫大惧，莫跳踉❹，莫多言，莫大笑。

【注】

❶ 饵：这里指药物。

❷ 强：指强迫、过度。

❸ 流水不腐，户枢不蠹：意思是常流的水不发臭，常转的门轴不遭虫蛀。比喻经常运动，生命力才能持久，才有旺盛的活力。

❹ 跳踉：踉，读作liáng。跳跃。又作"跳梁"。

勿汲汲于所欲，勿悁悁❶怀忿恨，皆损寿命。若能不犯❷者，则得长生也。故善摄生者，常少思、少念、少欲、少事、少语、少笑、少愁、少乐、少喜、少怒、少好、少恶。行此十二少者，养性之都契❸也。

【注】

❶ 悁悁：悁，读作 yuān，忿怒的样子。
❷ 犯：即触发。
❸ 都契：意为总的要领。

多思则神殆❶，多念则志散，多欲则志昏❷，多事则形劳，多语则气乏，多笑则脏伤，多愁则心慑，多乐则意溢，多喜则忘错昏乱，多怒则百脉❸不定，多好则专迷不理，多恶则憔悴无欢。此十二多不除，则荣卫失度，血气妄行，丧生之本也。惟无多无少者，几于道矣。是知勿外缘❹者，真人初学道之法也。若能如此者，可居温疫❺之中，无忧疑矣。

【注】

❶ 殆：困乏、疲惫。
❷ 志昏：神志昏蒙。
❸ 百脉：全身血脉的总称。
❹ 外缘：这里指人与外界发生的各种接触与联系。
❺ 温疫：感受疫疠之邪而发生的多种急性传染病的统称。

既屏外缘，会须守五神（肝心脾肺肾），从四正（言行坐立）。言最不得浮思妄念❶，心想欲事❷，恶邪大起。故孔子曰：思无邪也。常当习黄帝内视法❸，存想思念，令见五脏如悬磬❹，五色了了分明勿辍❺也。

【注】

❶ 妄念：不正当或不切实际的念头。

❷欲事：不正当的欲望之事。

❸内视法：气功功法之一。指意视身体某个部位的功法。

❹悬磬：悬挂着的磬，原本形容极贫，空无所有。这里指洞见五脏之内。

❺辍：停止。

仍可每旦初起，面向午❶，展两手于膝上，心眼观气，上入顶，下达涌泉，旦旦如此，名曰迎气。常以鼻引气，口吐气，小微吐之，不得开口，复欲得出气少，入气多。每欲食，送气入腹，每欲食气为主人也。

【注】

❶午：指正南方向。子、午、卯、酉，各指北、南、东、西四方。

凡心有所爱，不用深❶爱；心有所憎，不用深憎，并皆损性伤神❷。亦不可用深赞，亦不可用深毁，常须运心❸于物平等。如觉偏颇，寻改正之。居贫勿谓❹常贫，居富勿谓常富，居贫富之中，常须守道，勿以❺贫富易志改性。

【注】

❶深：这里指过度。

❷伤神：耗损精神。

❸运心：用心、动心。

❹谓：说。

❺勿以：不要因为。

识达道理，似不能言；有大功德❶，勿自矜伐❷。美药❸勿离手，善言勿离口，乱想勿经心。常以深心至诚，恭敬于物，慎勿诈善❹，以悦于人。终身为善，为人所嫌，勿得起恨。事君尽礼，人以为谄❺，当以道自平其心。

【注】

❶ 功德：功业与德行。

❷ 矜伐：恃才夸功，夸耀。

❸ 美药：上等的药材。

❹ 诈善：假装善良。

❺ 人以为谄：人们认为是谄媚。

道之所在，其德不孤，勿言行善不得善报，以自怨仇。居处勿令心有不足，若有不足，则自抑❶之，勿令得起。人知止足❷，天遗其禄。所至之处，勿得多求，多求则心自疲而志苦。若夫人之所以多病，当由不能养性。平康之日，谓言常然，纵情恣欲❸，心所欲得，则便为之，不拘禁忌，欺罔幽明❹，无所不作。自言适性，不知过后一一皆为病本。

【注】

❶ 抑：抑制。

❷ 止足：即知足。

❸ 纵情恣欲：过度放纵自己的情感、欲望。

❹ 幽明：指人与鬼神。

及两手摸空，白汗流出❶，口唱皇天，无所逮及，皆以生平粗心，不能自察，一至于此。但能少时内省身心，则自知见行之中皆长诸疴，将知四百四病，身手自造，本非由天。及一朝病发，和缓❷不救。方更诽谤❸医药无效，神仙无灵。故有智之人，爱惜性命者，当自思念，深生耻愧❹。诫勒❺身心，常修善事也。

【注】

❶ 两手摸空，白汗流出：两者都是重病的样子。"两手摸空"为神志不清之态，也作"两手撮空"；"白汗"乃气脱证之大汗。

❷ 和缓：指春秋时期秦国名医医和、医缓。

❸ 诽谤：说人坏话，诋毁和破坏他人名誉。

❹ 耻愧：羞愧。

❺ 诫勒：告诫约束。

至于居处，不得绮靡❶华丽，令人贪婪无厌，乃患害之源。但令雅素净洁，无风雨暑湿为佳；衣服器械，勿用珍玉金宝，增长过失，使人烦恼根深；厨膳勿使脯肉丰盈，当令俭约为佳。然后行作鹅王步❷，语作含钟声，眠作狮❸子卧右肢胁着地坐脚也，每日自咏歌云：美食须熟嚼，生食不粗吞。问我居止处，大宅总林村。胎息守五脏，气至骨成仙。又歌曰：日食三个枣❹，不嚼而自消。锦绣为五脏，身着粪扫袍。

【注】

❶ 绮靡：侈丽、浮华。

❷ 行作鹅王步：步态从容稳健。

❸ 狮：原作"师"，据元刻本、道藏本、四库本、后藤本改。

❹ 枣：疑为"枣"之误。

修心既平,又须慎❶言语。凡言语读诵,常想声在气海❷中(脐下也)。每日初入后,勿言语读诵,宁待平旦也。旦起欲专言善事,不欲先计校❸钱财;又食上不得语,语而食者,常患胸背痛;亦不用寝卧多言笑,寝不得语言者,言五脏如钟磬❹,不悬则不可发声;行不得语,若欲语须住❺乃语,行语则令人失气。冬至日止可语,不可言。自言曰言,答人曰语。言有人来问,不可不答,自不可发言也,仍勿触冷开口大语为佳。

【注】

❶ 慎:小心、谨慎。

❷ 气海:在下腹部,位于前正中线上,脐下1.5寸处。

❸ 计校:同"计较"。

❹ 磬:一种古代打击乐器,形状像曲尺,用玉、石制成,可悬挂。

❺ 住:这里指停下脚步。

言语既慎,仍节饮食。是以善养性❶者,先饥而食,先渴而饮;食欲数而少,不欲顿而多,则难消❷也。常欲令如饱中饥,饥中饱耳。盖饱则伤肺,饥则伤气,咸则伤筋,醋则伤骨。故每学淡食,食当熟❸嚼,使米脂入腹,勿使酒脂入肠。人之当食,须去烦恼(暴数为烦,侵触为恼)。

【注】

❶ 养性:陶冶心性。

❷ 消:即消化。

❸ 熟:形容仔细地。

如食五味，必不得暴嗔❶，多令人神惊，夜梦飞扬；每食不用重❷肉，喜生百病；常须少食肉，多食饭及少菹菜，并勿食生菜、生米、小豆、陈臭物；勿饮浊酒❸食面，使塞气孔❹；勿食生肉，伤胃，一切肉惟须煮烂，令停冷食之，食毕当漱口数过，令人牙齿不败❺、口香；热食讫，以冷醋浆漱口者，令人口气常臭，作䘌齿病。又诸热食咸物后，不得饮冷醋浆水，喜失声，成尸咽。

【注】

❶ 嗔：生气的样子。

❷ 重：过多。

❸ 浊酒：呈浑浊状的酒。

❹ 气孔：指皮肤上的毛孔。

❺ 败：损坏。

凡热食汗出，勿当风，发痓❶头痛，令人目涩多睡。每食讫❷，以手摩面及腹，令津液通流。食毕，当行步踌躇，计使中❸数里来，行毕使人以粉摩腹上数百遍，则食易消，大益人，令人能饮食，无百病，然后有所修为❹为快也。饱食即卧，乃生百病，不消成积聚；饱食仰卧，成气痞，作头风。触寒来者，寒未解食热食，成刺风。

【注】

❶ 痓：肌肉收缩、手脚抽搐。

❷ 讫：完结、终了的意思。

❸ 中：读作 zhòng，足，满。

❹ 修为：修行。

人不得夜食，又云：夜勿过醉饱食，勿精❶思为劳苦事，有损余虚，损人。常须日在巳时❷食讫，则不须饮酒，终身无干呕。勿食父母本命所属❸肉，令人命不长；勿食自己本命所属肉，令人魂魄飞扬。勿食一切脑，大损❹人。

【注】

❶ 精：意为过度地。

❷ 巳时：指上午9时至中午11时。

❸ 属：属相。

❹ 损：损害，伤害。

茅屋漏水堕❶诸脯肉上，食之成瘕结❷。凡暴❸肉作脯不肯干者，害人；祭神肉无故自动，食之害人；饮食上蜂行住，食之必有毒，害人。腹内有宿病❹，勿食鲮鲤鱼肉，害人。湿食及酒浆临上看之，不见人物影者，勿食之，成卒注❺；若已食腹胀者，急以药下之。

【注】

❶ 堕：落在。

❷ 瘕结：腹中结块的病症。

❸ 暴：通"曝"，太阳晒。

❹ 宿病：旧病。

❺ 卒注：卒，突然；注，同"驻"，不动。这里是患病之意。

每十日一食葵，葵滑，所以通五脏拥气，又是菜之主，不用合心食之。又饮酒不欲使❶多，多则速吐之为佳，勿令至醉，即终身百病不除。久饮酒者，腐烂肠胃，渍髓蒸筋，伤神损寿。

【注】

❶ 使：这里指饮用。

醉不可以当风向阳，令人发狂；又不可当风卧，不可令人扇❶之，皆即得病也；醉不可露卧及卧黍穰中，发癞疮❷；醉不可强食，或发痈疽，或发暗，或生疮；醉饱不可以走车马及跳踯；醉不可以接房，醉饱交接，小者面黚❸、咳嗽，大者伤绝藏脉损命。

【注】

❶ 扇：摇动生风取凉的用具，这里是指摇扇。
❷ 癞疮：恶疮，顽癣。
❸ 黚：黑色。

凡人饥欲❶坐小便，若饱则立小便，慎之无病。又忍尿不便，膝冷成痹❷，忍大便不出，成气痔❸。小便勿努❹，令两足及膝冷；大便不用❺呼气及强努，令人腰疼目涩，宜任之佳。

【注】

❶ 欲：要。
❷ 痹：由风、寒、湿等引起的肢体疼痛或麻木的病症。
❸ 痔：因肛门或直肠末端的静脉曲张而形成的突起的小结节。
❹ 努：用力。
❺ 不用：不要。

凡遇山水坞❶中出泉者，不可久居，常食作瘿病❷。又深阴地冷水不可饮，必作痎疟❸。饮食以调，时慎脱着❹。凡人旦起着衣，反者便着之吉。衣光者当户三振之，日映去，吉。湿衣及汗衣皆不可久着，令人发疮及风瘙❺。大汗能易衣佳；不易者急洗之，不尔，令人小便不利。凡大汗勿偏脱衣，喜得偏风半身不遂。春天不可薄衣，令人伤寒霍乱、食不消、头痛。脱着既时，须调寝处。

【注】

❶水坞：在水边建筑的停船或修造船只的地方。

❷瘿病：中医病证名。以颈前喉结两旁结块肿大为基本临床特征。

❸痎疟：疟疾的通称。

❹脱着：脱衣和穿衣。

❺瘙：瘙痒。

凡人卧，春夏向东，秋冬向西。头勿北卧❶，及墙北亦勿安床。凡欲眠勿歌咏❷，不祥起。上床坐先脱左足❸，卧勿当舍脊下；卧讫勿留灯烛，令魂魄及六神不安，多愁怨；人头边勿安❹火炉，日久引火气，头重❺目赤，睛及鼻干；夜卧当耳勿有孔，吹人即耳聋；夏不用露面卧，令人面皮厚，喜成癣，或作面风；冬夜勿覆头❻，得长寿。

【注】

❶头勿北卧：头不要朝向北睡觉。

❷歌咏：唱歌。

③ 先脱左足：先脱左脚的鞋。
④ 安：安置，安放。
⑤ 头重：意为头脑昏沉。
⑥ 覆头：盖着头部。

凡人眠勿以脚悬踏高处，久成肾水及损房；足冷人每见十步直墙，勿顺墙卧，风利吹人，发癫①及体重②。人汗③，勿跂④床悬脚，久成血痹，两足重，腰疼；又不得昼眠，令人失气；卧勿大语，损人气力；暮卧常习闭口，口开即失气，且邪恶从口入，久而成消渴及失血色。屈膝侧卧，益人气力，胜正偃卧。按孔子不尸卧⑤，故曰：睡不厌踧⑥，觉不厌舒。凡人舒睡则有鬼痛魔邪⑦。

【注】

① 癫：以精神错乱、哭笑无常、语无伦次，或痛苦呻吟为临床特征的病证。
② 体重：身体四肢感到沉重。
③ 汗：此处疑误为"卧"。
④ 跂：读作 qǐ，垂足而坐。《广韵·实韵》："跂，垂足坐。"
⑤ 尸卧：如尸体般直躺着。
⑥ 踧：读作 cù，通"蹙"，聚拢，皱缩，这里指侧身蜷卧。
⑦ 凡人舒睡则有鬼痛魔邪：《医心方》卷二十七第七有"凡人舒睡则有鬼物魔邪得便，故遂觉时乃可舒耳"之言。

凡眠先卧心①后卧眼②，人卧一夜当作五度。反覆常逐更转。凡人夜魇③，勿燃灯唤之，定死无疑，暗唤④之吉；亦不得近而急唤。夜梦恶不须说，且以水面东方噀⑤之，咒曰：恶梦着草木，好梦成宝玉。

即无咎矣。又梦之善恶,并勿说为吉。

【注】

❶ 卧心:静心。

❷ 卧眼:闭眼。

❸ 夜魇:指梦游症。

❹ 暗唤:小声呼唤。

❺ 噀:含在口中而喷出。

衣食寝处皆适❶,能顺时气❷者,始尽养生之道。故善摄生者,无犯日月之忌❸,无失岁时之和。须知一日之忌,暮无饱食;一月之忌,晦无大醉;一岁之忌,暮❹无远行;终身之忌,暮❺无然烛行房。暮常护气也。

【注】

❶ 适:适宜。

❷ 顺时气:意为顺应自然。

❸ 日月之忌:这里指一天、一个月的忌讳。

❹ 暮:这里指年末。

❺ 暮:这里指年老之时。

凡气冬至起于涌泉❶,十一月至膝,十二月至股,正月至腰,名三阳成;二月至膊,三月至项,四月至顶,纯阳用事,阴亦放❷此。故四月、十月不得入房,避阴阳纯用事之月也。每冬至日于北壁下厚铺草而卧,云受元气❸。每八月一日已后,即微火暖足,勿令下冷无生意,常欲使气在下,勿欲泄于上。

【注】

❶ 涌泉：涌泉穴是足少阴肾经的常用腧穴之一，位于足底部。

❷ 放：读作 fǎng，仿效。《广雅·释诂三》："放，效也。"

❸ 元气：中医认为，元气是生命之本，是生命之源，元气充足则健康，元气受损则生病，元气耗尽则死亡。

春冻未泮❶，衣欲下厚上薄。养阳收阴，继世长生；养阴收阳，祸至灭门。故云：冬时天地气闭，血气伏藏，人不可作劳出汗，发泄阳气，有损于人也。又云：冬日冻脑，春秋脑足俱冻，此圣人之常法也。春欲晏卧早起，夏及秋欲侵夜❷乃卧早起，冬欲早卧而晏起❸，皆益人。虽云：早起，莫在鸡鸣前；虽言晏起，莫在日出后。

【注】

❶ 泮：读作 pàn，散。《玉篇·水部》："泮，散也，破也。"这里指冰消融。

❷ 侵夜：指入夜、夜晚。

❸ 晏起：晚起床。

凡冬月忽有大热之时，夏月忽有大凉之时，皆勿受之。人有患天行时气者，皆由犯此也。即须调气息，使寒热平和，则免患也。每当腊日❶勿歌舞，犯者必凶。常于正月寅日，烧白发吉。凡寅日剪手甲，午日剪足甲，又烧白发吉。

【注】

❶ 腊日：古时腊祭之日，即农历十二月初八。

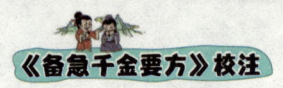

居处法第三

凡人居止之室，必须周密，勿令有细隙，致有风气得入。小觉有风，勿强忍❶之，久坐必须急急避之；久居不觉，使人中风。古来忽得偏风，四肢不随，或如角弓反张❷，或失音不语者，皆由忽此耳。身既中风，诸病总集，邪气得便，遭此致卒者，十中有九。是以大须周密，无得轻之，慎焉慎焉！所居之室，勿塞井及水渎，令人聋盲。

【注】

❶ 强忍：指强行忍耐。

❷ 角弓反张：一种项背高度强直，使身体仰曲如弓状的病症。

凡在家及外行，卒逢大飘风❶、暴雨震电❷、昏暗大雾，此皆是诸龙鬼神行动经过所致。宜入室闭户，烧香静坐，安心以避之，待过后乃出，不尔损人。或当时虽未苦，于后不佳矣。又阴雾中亦不可远行。

凡家中有经像❸，行来先拜之，然后拜尊长，每行至则峻坐焉。

【注】

❶ 飘风：指旋风、暴风。《尔雅·释天》："迴风为飘。"郭璞注："旋风也。"

❷ 震电：雷电。震，疾雷。《说文·雨部》："震，劈历（霹雳）振物者。"

❸ 经像：指佛像。

凡居家，不欲数沐浴。若沐浴必须密室，不得大热，亦不得大冷，皆生百病。冬浴不必汗出霢霂❶，沐浴后不得触风冷；新沐发讫，勿当风，勿湿萦髻❷，勿湿头卧，使人头风眩闷，发秃面黑，齿痛耳聋，头生白屑。

【注】

❶ 霢霂：读作 mài mù，小雨，形容汗流的样子。白居易《香山寺石楼潭夜浴》诗："摇扇风甚微，寒裳汗霢霂。"

❷ 萦髻：指缠扎发髻。

饥忌浴，饱忌沐。沐讫，须进少许食饮乃出。夜沐发，不食即卧，令人心虚，饶❶汗、多梦。又夫妻不用同日沐浴，常以晦日浴，朔日沐，吉。凡炊汤经宿，洗人体成癣❷，洗面无光，洗脚即痛，作甑❸𤵜疮。热泔洗头，冷水濯之，作头风；饮水沐头，亦作头风时行病。新汗解，勿冷水洗浴，损心包不能复。

【注】

❶ 饶：多。

❷ 癣：由真菌引起的某些皮肤病的统称，患处常发痒。

❸ 甑：指古代蒸饭用的一种瓦器。

凡居家，常戒约内外长幼，有不快❶即须早道，勿使隐忍❷以为无苦。过时不知，便为重病，遂成不救。小有不好，即按摩挼捺，令面节通利，泄其邪气。凡人无问有事无事，常须日别蹋脊背四肢一度。头项苦，令熟蹋❸，即风气时行不能着人。此大要妙，不可具论。

【注】

❶ 不快：形容身体不适。

❷ 隐忍：指默默忍耐。

❸ 蹋：同"踏"。

凡人居家及远行，随身常有熟艾一升，备急丸、辟鬼丸、生肌药、甘❶湿药、疗肿药、水银、大黄、芒硝、甘草、干姜、桂心、蜀椒。不能更蓄余药❷，此等常不可阙少。及一两卷百一备急药方，并带辟❸毒、蛇、蜂、蝎毒药随身也。

【注】

❶ 甘：同"疳"。

❷ 不能更蓄余药：此为假设句，意为"如果不能再备蓄他药"。

❸ 辟：驱散。

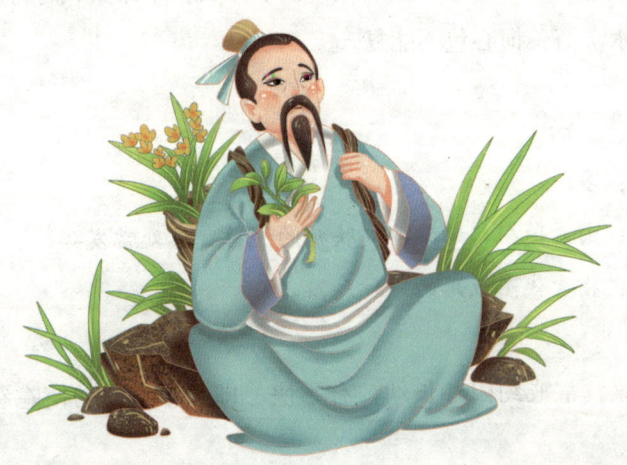

凡人自觉十日以上康健，即须灸三数穴以泄风气。每日必须调气补泻，按摩导❶引为佳。勿以康健便为常然。常须安不忘危，预防诸病也。灸法当须避人神（人神禁忌法在第二十九卷中）。凡畜手力细累❷，春秋皆须与转泻药一度，则不中天行时气也。

【注】

❶导：原作"道"，据道藏本改。

❷手力细累：指佣仆与家眷。手力，古时官府中担任杂役的差役；细累，指妻妾儿女等眷属。

按摩法第四

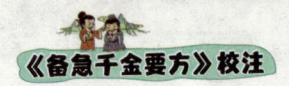按摩

此是婆罗门❷法。

两手相捉扭捩❸,如洗手法。

两手浅相叉,翻覆向胸。

两手相捉,共按胫,左右同。

两手相重按䏶❹,徐徐捩身,左右同。

以手如挽五石力弓,左右同。

作拳向前筑,左右同。

如拓石法,左右同。

【注】

❶天竺国:我国对古代印度的称谓。

❷婆罗门:古印度四大种姓之一。唐玄奘《大唐西域记》:"印度种姓族类群分,而婆罗门特为清贵,从其雅称,传以成俗,无云经界之别,总谓婆罗门国焉。"

❸扭捩:扭转。扭,同"扭",扭转。捩,读作liè,扭转。

❹䏶:读作bì,同"髀",大腿。《字汇补·肉部》:"䏶,与髀同,股也。"下同。

作拳却顿❶，此是开胸法，左右同。
大坐❷，斜身偏欹如排山，左右同。
两手抱头，宛转胜上，此是抽胁。
两手据❸地，缩身曲脊，向上三举。
以手反捶背上，左右同。
大坐伸两脚，即以一脚向前虚掣，左右同。
两手拒❹地回顾，此是虎视法，左右同。
立地反拗❺身三举。

【注】

❶ 却顿：向后侧用力振作，类似弯肘的扩胸运动。

❷ 大坐：即正坐。

❸ 据：这里指按着。《广雅·释诂三》："据，按也。"

❹ 拒：撑抵。此动作应是俯身撑地的姿势。

❺ 反拗：仰头向后弯脊背。

两手急相叉，以脚踏手中，左右同。
起立，以脚前后虚踏，左右同。
大坐伸两脚，用当相手❶勾所申❷脚，着膝中，以手按之，左右同。
右十八势，但是老人日别能依此三遍者，一月后百病除，行及奔马，补益延年，能食、眼明、轻健、不复疲乏。

【注】

❶ 当相手：即同侧手。

❷ 申：同"伸"。下同。

老子按摩法

两手捺胜,左右捩身二七遍。

两手捻胜,左右扭肩二七遍。

两手抱头,左右扭腰二七遍。

左右挑头❶二七遍。

一手抱头,一手托膝❷,三折❸,左右同。

两手托头,三举之。

一手托头,一手托膝,从下向上三遍,左右同。

两手攀头下向三顿足。

【注】

❶ 左右挑头:意思是头从左侧低下,右侧抬起,右侧低下,左侧抬起。

❷ 托膝:指用手掌承着膝部。"膝"本为大腿与小腿相连的前部,此托膝当为托着膝盖后面的腿弯,即腘部。

❸ 三折:指头与躯干、躯干与大腿、大腿与小腿形成的三个弯曲处。

两手相捉头上过❶,左右三遍。

两手相叉托心前,前推却挽❷三遍。

两手相叉,着心三遍。

曲腕筑❸肋挽肘,左右亦三遍。

左右挽,前后拔❹,各三遍。

舒手挽项,左右三遍。

反手着膝,手挽肘,覆手着膝上,左右亦三遍。

手摸肩从上至下使遍，左右同。

【注】

❶ 两手相捉头上过：指两手互相抓住，向一侧尽力移动。其效果类似现在的侧身运动。

❷ 前推却挽：意为交叉两手，掌心向前推出，再向内收回。挽，牵引。

❸ 筑：指叩击。《说文·木部》："筑，捣也。"

❹ 左右挽，前后拔：指左右侧身运动和仰体、俯身运动。

两手空拳筑❶三遍。

外振手三遍，内振三遍，覆手振亦三遍。

两手相叉，反覆搅❷，各七遍。

摩扭指三遍。

两手反摇三遍。

两手反叉，上下扭肘无数，单用十呼。

两手上耸三遍。

【注】

❶ 两手空拳筑：类似现在的冲拳运动。

❷ 搅：搅拌动作。

两手下顿三遍。

两手相叉头上过，左右申肋十遍。

两手拳反背上，掘脊上下亦三遍。（掘，措之也。）

两手反捉❶，上下直脊三遍。

覆掌搦[2]腕内外振三遍。

覆掌前耸三遍。

覆掌两手相叉，交横三遍。

【注】

[1] 捉：即扣。

[2] 搦：握、持、拿着。

覆掌横直，即耸三遍。

若有手患冷，从上打[1]至下，得热便休。

舒左脚，右手承之，左手捺[2]脚耸上至下，直脚三遍；右手捺脚，亦尔。

前后捩足三遍。

左捩足，右捩足，各三遍。

前后却捩足三遍。

【注】

[1] 打：拍打。

[2] 捺：用手按。

直脚三遍。

扭胜三遍。

内外振脚三遍。

若有脚患冷者，打热便休。

扭胜以意多少，顿脚三遍。

却直脚三遍。

虎据[1]，左右扭肩三遍。

【注】

❶ 虎据：即"虎踞"，如虎蹲踞。

推天托地，左右三遍。
左右排山、负山拔木各三遍。
舒手直前顿申手三遍。
舒两手两膝亦各三遍。
舒脚直反，顿申手三遍。
捩内脊、外脊各三遍。

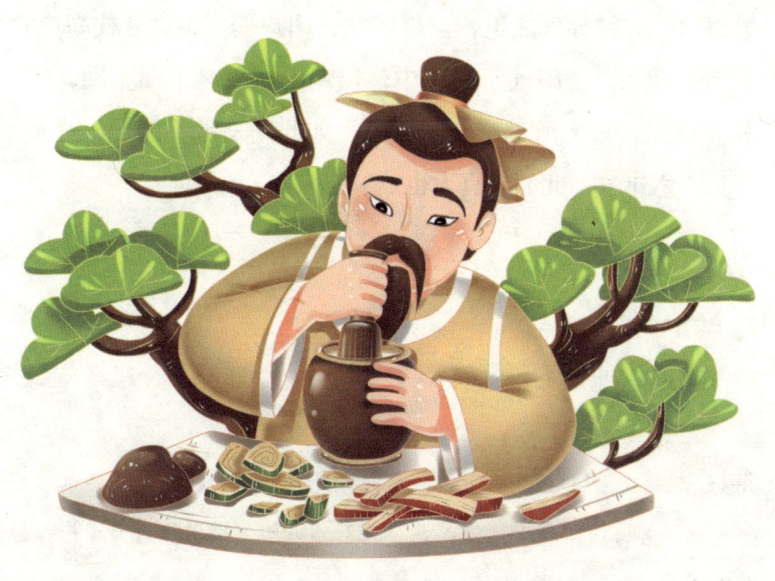

调气法第五

彭祖❶曰：道不在烦，但能不思衣食，不思声色，不思胜负，不思曲直，不思得失，不思荣辱；心无烦，形勿极❷，而兼之以导引，行气不已，亦可得长年，千岁不死。凡人不可无思，当以渐遣除之。

【注】

❶ 彭祖：传说中的人物。相传其善养生，有导引之术，活到八百岁。
❷ 极：即疲倦。

彭祖曰：和神导气之道，当得密室，闭户安床暖席，枕高二寸半，正身偃卧，瞑目❶，闭气于胸膈中，以鸿毛❷着鼻上而不动，经三百息，耳无所闻，目无所见，心无所思。如此则寒暑不能侵，蜂虿不能毒，寿三百六十岁，此邻于真人也。

【注】

❶ 瞑目：闭着眼睛。
❷ 鸿毛：鸿雁的毛。

每旦夕，（旦夕者，是阴阳转换之时。凡旦五更初暖气至，频申❶眼开，是上生气至，名曰：阳息而阴消；暮日入后冷气至，凛凛然时乃至床坐睡倒，是下生气至，名曰：阳消而阴息。且❷五更初暖气至，暮日入后冷气至，常出入天地日月、山川河海、人畜草木，一切万物体中代谢往来，无一时休息。一进一退，如昼夜之更迭，如海水之朝汐，是天地消息❸之道也。）面向午❹，展两手于脚膝上，徐徐按捺肢节，口吐浊气，鼻引清气。（凡吐者，去故气，亦名死气；纳者，取新气，亦名生气，故《老子经》云：玄牝之门❺，天地之根，绵绵若存，用之不勤。言口鼻天地之门，可以出纳阴阳死生之气也。）

【注】

❶ 频申：又作"频频"。

❷ 且：又将"且"作"旦"。

❸ 消息：即消长。

❹ 午：代指正南方向。

❺ 玄牝之门：玄牝指不死之处。

良久，徐徐乃以手左托、右托、上托、下托、前托、后托，瞋❶目张口，叩齿摩眼，押头拔耳，挽发放腰，咳嗽发阳振动也。双作只作，反手为之，然后掣足仰振，数八十、九十而止。

【注】

❶ 瞋：读作 chēn，睁大眼睛。《说文·目部》："嗔，张目也。"孙本作"瞑"。

仰下徐徐定心，作禅观❶之法，闭目存思❷，想见空中太和元气，如紫云成盖，五色分明，下入毛际，渐渐入顶，如雨初晴，云入山。透皮入肉，至骨至脑，渐渐下入腹中，四肢五脏皆受其润，如水渗入地，若彻则觉腹中有声汩汩❸然，意专存思，不得外缘❹，斯须即觉元气达于气海，须臾则自达于涌泉，则觉身体振动，两脚蜷曲，亦令床坐有声拉拉

然⑤，则名一通。

【注】

① 禅观：佛家修持方法之一。指默坐敛心，专注一境，以达身心轻安、观照明净的状态。

② 存思：这里指用心思索。

③ 汩汩：形容水或其他液体流动的声音。

④ 不得外缘：断绝一切外部干扰。

⑤ 拉拉然：形容连续不断的样子。

一通二通乃至日别得三通五通，则身体悦怿①，面色光辉，鬓毛润泽，耳目精明，令人食美，气力强健，百病皆去，五年十岁，长存不忘，得满千万通，则去仙②不远矣。人身虚无，但有游气，气息得理，即百病不生。若消息失宜，即诸痾竞起。善摄养者，须知调气方焉。调气方疗万病大患，百日生眉须，自余者不足言也。

【注】

① 悦怿：欢乐、愉快的意思。

② 去仙：又作"离仙"，离成神仙。

凡调气之法，夜半后日中前，气生，得调；日中后夜半前，气死①，不得调。调气之时则仰卧床，铺厚软，枕高下共身平，舒手展脚，两手握大拇指节，去②身四五寸，两脚相去四五寸，数数叩齿，饮玉浆③，引气从鼻入腹，足则停止，有力更取。

【注】

① 气死：这里指气息减弱的样子。

❷ 去：距离。
❸ 玉浆：这里是指口中所存的唾液。

久住气闷，从口细细吐出尽，还从鼻细细引入。出气一准❶前法。闭口以心中数数，令耳不闻；恐有误乱，兼以手下筹❷，能至千，则去仙不远矣。若天阴雾恶风猛寒，勿取气也，但闭之。

若患寒热❸及卒患痈疽，不问日中，疾患未发前一食间即调，如其不得好瘥，明日依式更调之。

【注】

❶ 准：遵循，按照。
❷ 筹：即计算。
❸ 寒热：意为忽冷忽热，寒热往来。

若患心冷病，气即呼出；若热病，气即吹出。若肺病即嘘出，若肝病即呵出，若脾病即唏出，若肾病即呬出。夜半后，八十一；鸡鸣，七十二；平旦❶，六十三；日出，五十四；辰时❷，四十五；巳时，三十六。欲作此法，先左右导引三百六十遍。

【注】

❶ 平旦：清晨。
❷ 辰时：早上7点到9点。

病有四种：一冷痹❶；二气疾❷；三邪风❸；四热毒❹。若有患者，安心调气，此法无有不瘥也。

凡百病不离五脏，五脏各有八十一种疾，冷热风气计成四百四病，事须识其相类，善以知之。

心脏病者，体冷热。相法：心色赤。患者梦中见人着赤衣，持赤刀杖火来怖人。疗法：用呼吹二气，呼疗冷，吹治热。

【注】

❶冷痹：寒邪伤人，症见脚膝酸疼，行履艰难，身体俱痛，甚至全身不能动。

❷气疾：呼吸系统类疾病。

❸邪风：伤人致病之风。

❹热毒：时毒，一名"温毒"。

肺脏病者，胸背满胀，四肢烦闷❶。相法：肺色白。患者喜梦见美女美男，诈亲附人，共相抱持❷，或作父母、兄弟、妻子。疗法：用嘘气出。

肝脏病者，忧愁不乐，悲思，喜❸头眼疼痛。相法：肝色青。梦见人着青❹衣，捉青刀杖，或狮❺子、虎狼来恐怖人。疗法：用呵气出。

【注】

❶四肢烦闷：这里指四肢肿胀的样子。

❷抱持：搂抱，抱住。

❸喜：这里指容易罹患。

❹青：黑色。

❺狮：原作"师"，据元刻本、道藏本、四库本改。

脾脏病者，体上游风习习，遍身痛烦闷。相法：脾色黄，通土色。梦或作小儿击历❶人、邪犹❷人，或如旋风团栾转❸。治法：用唏气出。

肾藏病者，体冷阴衰，面目恶瘘❹。相法：肾色黑。梦见黑衣及兽物捉刀杖相怖。用呬气出。

【注】

❶ 击历：以手指戳人。
❷ 邪犹：同"邪揄"，指嘲笑、戏弄。
❸ 团栾转：形容圆转回旋的样子。
❹ 痿：同"萎"。

冷病者，用大❶呼三十遍，细❷呼十遍。呼法：鼻中引气入，口中吐气出，当令声相逐，呼字而吐之。

热病者，用大吹五十遍，细吹十遍。吹如吹物之吹，当使字气声似字。

【注】

❶ 大：这里形容用力地。
❷ 细：这里形容轻轻地。

肺病者，用大嘘三十遍，细嘘十遍。
肝病者，用大呵三十遍，细呵十遍。
脾病者，用大唏三十遍，细唏十遍。
肾病者，用大呬五十遍，细呬三十遍。

此十二种调气法，若有病，依此法恭敬❶用心，无有不差❷。皆须左右导引三百六十遍，然后乃为之。

【注】

❶ 恭敬：形容认真仔细的样子。
❷ 差：通"瘥"，这里是痊愈的意思。

服食法第六

论曰：凡人春服小续命汤五剂，及诸补散各一剂；夏大热，则服肾沥汤三剂；秋服黄芪❶等丸一两剂；冬服药酒两三剂，立春日则止。此法终身常❷尔，则百病不生矣。俗人见浅，但知钩吻❸之杀人，不信黄精之益寿；但识五谷之疗饥❹，不知百药之济命；但解施泻以生育，不能秘固❺以颐养。故有服饵方焉。

【注】

❶黄芪：中药材，具有益气固表、敛汗固脱、托疮生肌、利水消肿之功效。

❷常：指保持。

❸钩吻：俗称断肠草，有剧毒。

❹疗饥：即充饥。

❺秘固：密封、封固，这里指藏精。

郄愔曰：夫欲服食，当寻性理所宜，审❶冷暖之适。不可见彼得力，我便服之。初御❷药，皆先草木，次石，是为将药之大较❸也。所谓精粗相代，阶粗以至精者❹也。夫人从少至长，体习五谷，卒不可一朝顿遗之。

【注】

❶ 审：注意、仔细观察。

❷ 御：用。

❸ 大较：大法。

❹ 阶粗以至精者：又作"从粗至精"。阶，这里用作动词，即从粗走向精。

凡服药物为益迟微，则无充饥之验，然积年不已，方能骨髓填实，五谷俱然而自断。今人多望朝夕之效❶，求目下之应❷，腑脏未充，便以绝粒，谷气始除，药未有用。又将御女，形神与俗无别，以此致弊，胡❸不怪哉！

【注】

❶ 朝夕之效：指早上服药晚上即见效。

❷ 目下之应：指眼前立刻显现的效用。

❸ 胡：副词。这里表示反问，相当于"岂"。

服饵大体皆有次第❶，不知其术❷者，非止交有所损，卒❸亦不得其力。故服饵大法，必先去三虫。三虫既去，次服草药；好得药力，次服木药；好得力讫，次服石药。依此次第，及得遂其药性，庶事❹安稳，可以延龄矣。

【注】

❶ 次第：按一定顺序，一个接一个地。

❷ 不知其术：不知道其中的道理。

❸ 卒：最终。

❹庶事：用来描述与日常生活、政务或社会事务相关的一系列事务。

去三虫方

生地黄汁三斗，东向灶苇火煎三沸，纳清漆二升，以荆匕搅之，日移一尺；纳真丹❶三两，复移一尺；纳瓜子末三升，复移一尺；纳大黄末三两，微火勿令焦，候❷之可丸。先食服如梧子大一丸，日三。浊血下鼻中，三十日诸虫皆下，五十日百病愈，面色有光泽。

【注】

❶真丹：即真丹砂。丹，指丹砂。

❷候：等待。

又方：漆二升，芜菁子三升（末），大黄六两（末），酒一升半。

上四味，以微火合煎❶可丸，先食服如梧子❷三丸，十日浊血❸下出鼻中，三十日虫皆烂下，五十日身光泽，一年行及奔马，消息四体安稳，乃可服草药。其余法在三虫篇中备述。（三虫篇在第十八卷中。）

【注】

❶合煎：放到一起煎煮。

❷梧子：梧桐的果实。

❸浊血：浑浊的血液，这里指败坏的血液。

服天门冬方

天门冬，曝干，捣下筛。食后服方寸匕❶，日三。可至十服，小儿服尤良，与松脂若蜜丸服之益善，惟多弥❷佳。

【注】

❶方寸匕：古代量取药末的器具。其状如刀匕。一方寸匕大小为古代一寸正方，其容量相当于十粒梧桐子大。

❷弥：更加的意思。

又方：捣取汁，微火煎，取五斗，下白蜜一斗，胡麻炒末之二升，合煎，搅之勿息❶。可丸，即止❷火。下大豆黄末和为饼，径三寸，厚半寸。一服一枚，日三。百日已上得益。此方最上❸，妙包众方。一法❹，酿酒服，始伤多无苦❺，多即吐去病也。（方在第十四卷中。）

【注】

❶息：停止。

❷止：原作"上"，据孙本、元刻本、道藏本、四库本、后藤本改。

❸最上：指最好、最佳。

❹一法：另外一种方法。

❺无苦：没有痛苦。

蒯道人❶年近二百而少。常告皇甫隆云：但取天门冬，去心皮，切，干之。酒服方寸匕，日三，令人不老。补中益气，愈百病也。天门冬生奉高山谷，在东岳名淫羊食❷，在中岳名天门冬，在西岳名管松，在南岳名百部，在北岳名无不愈，在原陆山阜名颠棘。虽然处处有之异名，其实一也。在北阴地者佳。取细切，烈日干之，久服令人长生，气力百倍。

《备急千金要方》校注

【注】

① 蒯道人：道人蒯京，见前文。

② 食：《证类本草》作"藿"。

治虚劳绝伤，年老衰损羸瘦，偏枯不随，风湿不仁，冷痹，心腹积聚，恶疮、痈疽、肿癞疾，重者周身脓坏，鼻柱败烂，服之皮脱虫出，颜色肥白。此无所不治，亦治阴痿、耳聋、目暗。久服白发黑，齿落生，延年益命，入水不濡。服二百日后，恬泰疾损，拘急者缓，羸劣者强。三百日身轻，三年走及奔马。三年心腹痼疾皆去。

服地黄方①

生地五十斤，捣之，绞取汁，澄去滓②，微火上煎，减过半，纳白蜜五升，枣脂一升，搅之令相得，可丸乃止。服如鸡子一枚，日三。令人肥白。

【注】

① 服地黄方：孙本作"生地黄，主虚劳百病方"。

② 绞取汁，澄去滓：指挤压生地黄汁液，澄出杂质。

又方：地黄十斤，细切，以淳酒①二斗，渍②三宿。出曝干，反复纳③之，取酒尽止。与甘草、巴戟天、厚朴、干漆、覆盆子各一斤，捣下筛，食后酒服方寸匕，日三。加至二匕，使人老者还少，强力，无病延年。

【注】

① 淳酒：味浓香郁的美酒。

❷ 渍：指浸、沤。

❸ 纳：收入。

作熟干地黄法

采地黄，去其须、叶及细根，捣绞取汁，以渍肥者❶，着甑中。土若米无在以盖上，蒸之一时出，曝燥，更内汁中，又蒸，汁尽止，便干之❷。亦可直切蒸之半日，数以酒洒之使周匝❸，至夕出，曝干。可捣蜜丸服之。

【注】

❶ 肥者：这里指饱满肥大的地黄。

❷ 干之：将其晒干。

❸ 周匝：环绕一周。

种地黄法

先择好地，黄赤色虚软者，深耕❶之，腊月逆耕冻地弥好。择肥大好地黄根，切长四五分至一二寸许，一斛❷可种一亩。二三月种之，作畦畔❸相去一尺，生后随锄壅，数芸之。至九月、十月，视其叶小衰❹乃掘取，一亩得二十许斛。

【注】

❶ 耕：翻松田土。

❷ 一斛：斛为容量单位，十斗等于一斛。

❸ 畦畔：畦，田地里用埂分成的整齐小块地。畔，田地的边界。

❹ 小衰：略微有些衰败。

择取大根，水净洗，其细根，乃剪头尾辈，亦洗取之，日暴令极燥，小朒❶，乃以竹刀切，长寸余许，白茅露甑下❷蒸之，密盖上，亦可囊盛土填❸之，从旦至暮，当黑，不尽黑者，明日又择取蒸之，先时已捣其细碎者取汁，铜器煎之如薄饴，于是以地黄纳汁中，周匝出，曝干又纳，尽汁止。

【注】

❶ 朒：读作 zhù，皱缩。《集韵·遇韵》："朒，皱也。"
❷ 白茅露甑下：以白茅覆露甑下。白茅，一种草药。露，此处指庇覆，覆露。甑，古代蒸食炊具。
❸ 填：填塞。《说文·土部》："填，塞也。"

率❶百斤生者令得一二十斤，取初八月九月中掘者，其根勿令大老强，蒸则不消尽，有筋脉。初以地黄纳甑中时，先用铜器承❷其下，以好酒淋地黄上，令匝汁后下入器中，取以并和煎汁佳。

【注】

❶ 率：大约、通常。《古今韵会举要·质韵》："率，大略也。"
❷ 承：在下面托着。

黄精膏方

黄精一石，去须毛，洗令净洁，打碎蒸，令好熟押❶得汁，复煎去游水，得一斗。纳干姜末三两，桂心末一两，微火煎之，看色郁郁❷然欲黄，便去火待冷，盛不津器中，酒五合和，服二合，常末食前，日二服。旧皮脱，颜色变光，花色有异，鬓发更改。欲长服者，不须和酒，纳生大豆黄，绝谷食之，不饥渴，长生不老。

【注】

① 押：通"压"。
② 郁郁：色泽暗淡的样子。

服乌麻法

取黑皮真檀①色乌麻，随多少，水拌②令润，勿过湿，蒸令气遍，即出下曝之使干，如此九蒸九捣，去上皮，未食前和水若酒服二方寸匕，日三③。渐渐不饥，绝谷④，久服百病不生，常服延年不老。

【注】

① 真檀：檀香。檀香原产外邦，音译其名为"旃檀"，讹为"真檀"。
② 拌：搅拌。
③ 日三：一日三次。
④ 绝谷：断绝进食。

饮①松子方

七月七日采松子，过时即落不可得。治服方寸匕，日三四。一云一服三合，百日身轻，三百日行五百里，绝谷，服升仙。渴饮水，亦可和脂②服之。若丸如梧桐子大，服十丸。

【注】

① 饮：孙本作"饵"。
② 脂：孙本作"柏脂"。

饵柏实方

柏子仁二升,捣令细,淳酒四升渍,搅之如泥,下❶白蜜二升,枣膏三升,捣令可丸,入干地黄末、白术末各一升,搅和丸如梧子,日二服,每服三十丸。二十日万病皆愈。

【注】

❶ 下:倒入。

服松脂方

百炼松脂下筛,以蜜和纳筒中,勿令中风。日服如博棋❶一枚,博棋长二寸,方一寸,日三,渐渐月服一斤,不饥延年。亦可淳酒和白蜜如饧❷,日服一二两至半斤。

【注】

❶ 博棋:围棋子。

❷ 饧:形容糖块、面剂子等变软的样子。

凡取松脂,老松皮自有聚脂者最第一❶。其根下有伤折处,不见日月者得之,名曰阴脂,弥良。惟衡山东行五百五里有大松,皆三四十围❷,乃多脂。又法:五月刻大松阳面使向下,二十四株,株❸可得半升,亦煮。其老节根处者有脂得用。

【注】

❶ 最第一:最好。

❷ 围:两臂合拢的长度。

❸ 株：每一株。

《仙经》云：常以三月入衡山之阴，取不见日月松脂，炼而饵❶之，即不召而自来。服之百日，耐寒暑；二百日五脏补益；服之五年，即见西王母。《仙经》又云：诸石所生三百六十五山，其可食者满谷❷阴怀中松脂耳。

【注】

❶ 饵：食用。
❷ 满谷：整个山谷。

其谷正从衡山岭直东四百八十里，当横捷❶，正在横岭，东北行，过其南，入谷五十里，穷穴有石城白鹤。其东方有大石四十余丈，状如白松，松下二丈有小穴，东入山，有丹砂可食；其南方阴❷中有大松，大三十余围，有三十余株不见日月，皆可取服之。

【注】

❶ 捷：读作 jiàn，连接，接壤。
❷ 阴：不见阳光的地方，山的北面。

采松脂法

以日入时，破其阴以取其膏，破其阳以取其脂。脂膏等份，食之可以通神灵。凿其阴阳为孔，令方五寸，深五寸，还以皮掩其孔，毋令风入，风入则不可服。以春夏时取之，取讫封塞勿泄，以泥涂之。东北行丹砂穴有阴泉水可饮，此弘农车君以元封❶元年入北山食松脂，十六年复下居长安东市，在上谷、牛头谷时往来至秦岭上，年常如三十者。

【注】

❶ 元封：汉武帝刘彻年号（公元前110—公元前105年）。

炼松脂法

松脂七斤，以桑灰汁一石，煮脂三沸，接置冷水中凝，复煮之，凡十遍，脂白色，可服。今谷在衡州❶东南攸县❷界。此松脂与天下松脂不同。

【注】

❶ 衡州：地名。隋开皇九年(589年)置，今属湖南省衡阳市。
❷ 攸县：地名。西汉置，今属湖南。

饵茯苓方

茯苓十斤去皮，酒渍密封下。十五日出之，取服如博棋，日三。亦可屑❶服方寸。凡饵茯苓，皆汤煮四五沸，或以水渍六七日。

【注】

❶ 屑：这里指削成屑末。

茯苓酥方

茯苓五斤（灰汁煮十遍，浆水煮十遍，清水煮十遍），松脂五斤（煮如茯苓法，每次煮四十遍），生天门冬五斤（去心皮，晒干作末），牛酥三斤（炼三十遍），白蜜三斤（煎令沫尽），蜡三斤（炼三十遍）。

上六味，各捣筛，以铜器重汤上，先纳❶酥，次❷蜡，次蜜，消讫纳药，急搅之勿住，务令大均❸，纳瓷器中，密封之，勿泄气。

【注】

❶ 先纳：首先放入。
❷ 次：其次放入。
❸ 大均：非常均匀。

先一日不食，欲不食先须吃好美食令极饱，然后绝食，即服二两，二十日后服四两，又二十日后八两，细丸之，以咽中下为度。第二度以四两为初，二十日后八两，又二十日二两。第三度服以八两为初，二十日二两，二十日四两，合一百八十日药成，自后服三丸将补，不服亦得恒以酥蜜消息之，美酒服一升为佳。合药须取四时王相日❶，特❷忌刑、杀、厌及四激、休废❸等日，大凶。此彭祖法。

【注】

❶ 四时王相日：阴阳家以王（旺盛）、相（强壮）、胎（孕育）、没（没落）、死（死亡）、囚（禁锢）、废（废弃）、休（休退）八字与五行、四时、八卦等递相配搭，以表示事物的消长更迭。王日、相日为吉日。

❷ 特："特"下疑脱"忌"字。按古人传抄因两"忌"字相重而误省。两"忌"字于此文义不同，前"忌"字是"禁忌"之"忌"，是动词；后"忌"字是"忌日"之"忌"，是专用名词。

❸ 忌刑、杀、厌及四激、休废：旧说中的一些忌日。

茯苓膏方（《千金翼》名凝灵膏）

茯苓（净，去皮）、松脂各二十四斤，松子仁、柏子仁各十二斤。

上四味，皆依法❶炼之，松柏仁不炼，捣筛，白蜜二斗四升，纳铜器中汤上❷，微火煎一日一夕。次第下药，搅令相得，微火煎七日七夜止。丸如小枣，每服七丸，日三。欲绝谷，顿服取饱，即得轻身、明目、不老。（此方后一本有茯苓酥、杏仁酥、地黄酥三方，然诸本并无。又《千金翼》中已有❸，今更不添录。）

【注】

❶ 依法：意为依照前面的方法。

❷ 纳铜器中汤上：指放入铜制容器盛放的水中。

❸ 《千金翼》中已有：按三酥方见《千金翼》卷十二第二，"地黄酥"作"地黄酒酥"。

服枸杞根方

枸杞根切一石，水一石二斗，煮取六斗，澄清。煎取三升，以小麦一斗，干，净择，纳汁中渍一宿，暴二❶，往反❷令汁尽，曝干捣末，酒服方寸匕，日二。一年之中，以二月、八月各合❸一剂，终身不老。（主养性返龄。）

【注】

❶ 暴二：暴晒两天。

❷ 往反：这里指反复浸湿、暴晒。

❸ 合：服用。

枸杞酒方

枸杞根一百二十斤，切。以东流水四石❶煮一日一夜，取清汁一石，渍曲一如家酝法。熟取清，贮不津器中，纳干地黄末二斤半，桂心、干姜、泽泻、蜀椒末各一升，商陆末二升，以绢❷袋贮，纳酒底，紧塞口，埋入地三尺，坚覆上。

【注】

❶ 石：一种古代市制容量单位，十斗为一石。
❷ 绢：薄而坚韧的丝织物。

三七日❶沐浴整衣冠，再拜，平晓向甲寅地日出处开之，其酒赤如金色。旦空腹服半升，十日万病皆愈，三十日瘢痕灭。恶疾❷人以水一升，和酒半升，分五服愈。（《千金翼》又云：若欲服石者，取河中青白石如枣杏大者二升，以水三升煮一沸，以此酒半合置中，须臾❸即熟可食。）

【注】

❶ 三七日：二十一日。
❷ 恶疾：严重的、不容易治好的疾病。
❸ 须臾：表示一段很短的时间，片刻之间。

饵云母水方

上白云母二十斤，薄擘，以露水八斗作汤，分半洮❶洗云母，如此再过。又取二斗作汤，纳芒硝十斤，以云母木器中渍之，二十日出。绢袋盛，悬屋上，勿使见风日，令燥，以水渍，鹿皮为囊揉挺❷之，从旦至日中，乃以细绢下筛滓，复揉挺令得好粉五斗，余者弃之。（疗万病。）

【注】

❶ 洮：同"淘"，淘洗。

❷ 揉挻：揉，和。挻，读作 shān。《广韵·仙韵》："挻，柔也，和也。"

取粉一斗，纳崖蜜二斤，搅令如粥，纳生竹筒中薄削之，漆固口，埋北垣南岸下，入地六尺覆土。春夏四十日，秋冬三十日，出之，当如泽为成。若洞洞❶不消者，更埋三十日出之。先取水一合，纳药一合，搅和尽服之，日三。

【注】

❶ 洞洞：形容混合而未融合的样子。

水寒温尽自在，服十日，小便当变黄，此先疗劳气风疹❶也。二十日腹中寒癖消；三十日龋齿❷除，更新生；四十日不畏风寒；五十日诸病皆愈，颜色日少，长生神仙。吾目❸验之，所以述录。

【注】

❶ 风疹：一种由外感风热时邪所引起的皮疹。
❷ 龋齿：俗称蛀牙。
❸ 目：元刻本、道藏本、四库本、后藤本并作"自"。

炼钟乳粉法

钟乳一斤，不问厚薄，但取白净光色好者，即任用，非此者不堪用。先泥铁铛可受四五斗者为灶，贮水令满，去口三寸，纳乳着金银瓷盏❶中任有用之❷，乃下铛中令水没盏上一寸余即得。常令如此，勿使出水也。

【注】

① 盏：容器。古代的一种盆，腹大口小。

② 任有用之：不限金银瓷器，不论有何器皿皆可随便取用。

微火烧之，日夜不绝，水欲竭即添暖水，每一周时，辄易水洗铛并洮乳，七日七夜出之，净洮干，纳瓷钵中，玉椎缚格①，少着水研之，一日一夜，急着水搅令大浊，澄取浊汁，其乳粗者自然着底②。作末者即自作浊水出。即经宿澄取其粗著底者，准前法研之，凡五日五夜，皆细逐水作粉，好用澄炼，取曝干，即更于银钵中研之一日，候入肉水洗不落者佳。

【注】

① 玉椎缚格：椎，捶击的器具，后作"槌"。缚格，捣碎。

② 着底：沉到水底。

钟乳散

成炼钟乳粉三两，上党人参、石斛、干姜各三分。

上四味，捣下筛，三味与乳合和相得，均分作九帖①，平旦空腹温淳酒服一贴，日午后服一贴，黄昏后服一贴。三日后准此服之②。凡服此药法，皆三日一剂。三日内止食③一升半饭，一升肉。肉及饭惟烂，不得服葱、豉。（治虚羸不足，六十以上人瘦弱不能食者，百病方。）

【注】

① 九帖：九份。

② 准此服之：依照这个方法服用。

③ 止食：只吃。

问曰:何故三日少食勿得饱也?答曰:三夜乳在腹中熏补❶脏腑,若此饱食,即推药出腹❷,所以不得饱食也。何故不得生食?由食生,故即损伤药力,药力既损,脂肪亦伤,所以不得食生食也。何故不得食葱、豉?葱、豉杀药,故不得食也。

【注】

❶ 熏补:熏蒸滋补。

❷ 推药出腹:指食物把药物从腹中推出。

三日服药既尽,三日内须作羹食补之,任意所便,仍不用葱、豉及硬食也。三日补讫,还须准式❶服药如前,尽此一斤乳讫,其气力当自知耳,不能具述。一得此法,其后服十斤、二十斤,任意方便可知也。

【注】

❶ 准式:指依照前面的法式。

西岳真人灵飞散方

云母粉一斤,茯苓八两,钟乳粉、柏子仁、人参（《千金翼》作白术）、续断、桂心各七两,菊花十五两,干地黄十二两。

上九味,为末,生天门冬十九斤,取汁溲❶药,纳铜器中蒸一石二斗黍米下,米熟曝干为末。先食饮服方寸匕,日一。三日力倍❷,五日血脉充盛,七日身轻,十日面色悦泽,十五日行及奔马,三十日夜视有光,七十日白发尽落,故齿皆去。更取二十一匕,白蜜和,捣二百杵,丸如梧子大。作八十一枚,曝干,丸皆映彻如水精❸珠。

【注】

① 溲：浸泡。
② 力倍：力量增加。
③ 精：通"晶"。

欲令发齿时生者吞七枚，日三，即出。发未白、齿不落者，但服散五百年①乃白，如前法服。已白者饵药至七百年②乃落。入山日吞七丸，绝谷不饥。余得此方已来，将逾三纪，顷③者但美而悦之，疑而未敢措手，积年询访，屡有好名人曾饵得力，遂服之，一如方说。但能业之不已，功不徒弃耳。

【注】

① 但服散五百年：孙本作"且服散五日"。
② 七百年：孙本作"七年"。
③ 顷：即顷刻间。

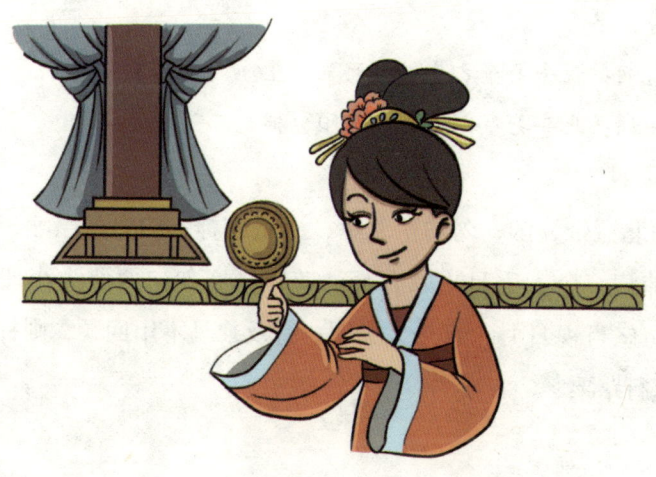

黄帝杂忌法第七

旦起勿开目洗面，令人目涩失明、饶❶泪；清旦❷常言善事，勿恶言，闻恶事即向所来方三唾之，吉；又勿嗔怒，勿叱咤叫呼，勿嗟叹，勿唱奈何，名曰请祸；勿立膝坐而交臂膝上，勿令发覆面，皆不祥；勿举足向火，勿对灶骂詈，凡行、立、坐勿背日，吉；勿面北坐久思，不祥起；凡欲行来，常存❸魁纲❹在头上，所向皆吉；若欲征战，存斗柄❺在前以指敌，吉。

【注】

❶ 饶：多。

❷ 清旦：清晨。

❸ 存：思。

❹ 魁纲：北斗七星之斗魁与天罡二星。

❺ 斗柄：北斗七星之玉衡、开阳、摇光三星。

勿面北冠带，凶；勿向西北唾，犯魁纲神，凶；勿咳唾，唾不用远，成肺病，令人手足重及背痛、咳嗽；亦勿向西北大小便；勿杀龟蛇，勿怒目视日月，喜令人失明；行及乘马不用回顾，则神去人不用❶，鬼行蹋粟❷。

【注】

❶ 则神去人不用：意为回顾能使神魄离去而肢体失去活动能力。

❷ 踖粟：踖，读作 jí。此处形容惶惧不安的样子。

凡过神庙，慎勿辄入，入必恭敬，不得举目恣意❶顾瞻，当如对严君❷焉，乃享其福耳，不尔速获其祸；亦不得返首顾视神庙；忽见龙蛇，勿兴心惊怪，亦勿注意瞻视。忽见鬼怪变异之物，即强抑之勿怪。咒曰：见怪不怪，其怪自坏。又路行及众中见殊❸妙美女，慎勿熟视而爱之，此当魑魅❹之物，使人深爱，无问空山旷野、稠人广众之中，皆亦如之。

【注】

❶ 恣意：随意的样子。

❷ 严君：指父母或父亲。

❸ 殊：《医心方》卷二十七第十一引作"姝"。"姝""妙"同义复用。

❹ 魑魅：鬼怪之物。

凡山水有沙虱处，勿在中浴，害人；欲渡者，随驴马后急渡，不伤人；有水弩❶处射人影即死，欲渡水者，以物打水，其弩即散，急渡，不伤人；诸山有孔❷云入，采宝者惟三月九月，余月山闭气交，死也。凡人空腹不用见，尸臭气入鼻，舌上白起，口常臭；欲见尸者，皆须饮酒见之，能辟毒；远行触热，途中逢河勿洗面，生乌黚❸。

【注】

❶ 水弩：即"射工"，传说中可以射人影而致人生病的虫，又

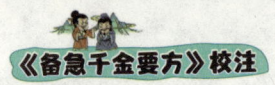

名"蜮"。

❷孔:洞穴。邢昺疏:"孔者,穴也。"

❸乌黔:指面部有黑气。

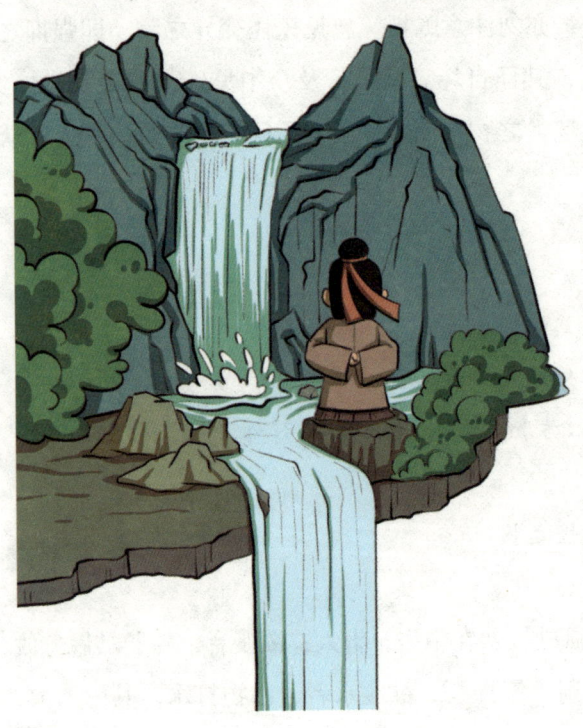

附录一：中药性能与配伍

中药的性能

中药的性能是指药物的性味和功能，也就是中药的药性，包括药物的四气五味、归经、升降浮沉、毒性等方面，它是我国劳动人民在长期与疾病斗争的实践中总结出来的宝贵经验。

四气

四气又称四性，是指药物的寒、热、温、凉四种药性。另有一类药物，药性为平，是指既不偏于寒凉，也不偏于温热。但是，绝对的"平"并不存在，故仍归于四气范围内。四气是根据药物作用于机体所产生的反应得出的，与病症的寒热性质相对。按阴阳来分，寒凉属阴，温热属阳。一般而言，能够减轻或消除热证的药物多属寒凉性质。寒与凉性质相同，但程度不等。凉者甚之为寒，寒者渐之为凉。同理，能够减轻或治疗寒证的药物多属温热性质，温者渐之，热者甚之。

寒性的药物大多具有清热泻火、解毒、凉血、养阴等作用，而凉性的药物以疏散表邪、平肝、凉肝、安神为主；温热的药物大多具有温里散寒、补火助阳、温经通络、回阳救逆、补气、行气活血、祛风解表、化湿、开窍等作用。

在《素问》"寒者热之，热者寒之"和《神农本草经》"疗寒以热药，疗热以寒药"的理论指导下，一般来说，阳热证用寒凉药，阴寒证用温热药。在临证时，首先要根据寒热的程度来选择不同药性的药物；若寒热错杂，则当寒热并用；若真寒假热或真热假寒，仍依据"寒者热之，热者寒之"用药，必要时加药性相反的药物反佐或兼以治标。

五味

五味是指药物的酸、苦、辛、甘、咸五种不同的味道。五味是由味觉器官直接辨别出来的，或是在医疗实践中，认识到药物的味和药理作用有近乎规律性的联系，从而加以分析归纳，最终上升为理论而得出的。因此，五味不仅能表明药物的实际味道，也能表明药物的性能。五味的具体作用如下。

辛：能散、能行，具有发散、行气、活血、开窍、温化等作用。一般治疗表证的药物（如麻黄、薄荷等）和行气活血的药物（如红花、木香等）都有辛味，一些芳香药有时也标上"辛"，即具有辛香之气，除固有的能散、能行的特点之外，还有芳香辟秽、化浊开窍等作用。

甘：能补、能缓、能和，有补虚、缓急止痛、缓和药性或调和药味等作用。所以，补虚药如补气、补阳、补血、补阴、健脾、生津、润燥类药物，都被标以甘味。甘草、蜂蜜等药，既能缓急止痛、缓和毒烈药性，又可调和药味，本质上也是补虚之药，故也被标以甘味。此外，能够消食和中的麦芽、山楂等药，以及能够息风止痉的天麻、钩藤、蝉蜕等药，也常被标以甘味。

酸（涩）：能收、能涩，具有收敛、固涩的作用。酸、涩虽不同味，但收敛固涩功效相同。收敛是指在固护正气时防止津、精、气、血、二便外泄过度，能治疗正气不固、滑脱不禁等多种病症，如酸味的五味子、乌梅等有敛肺止咳、涩肠止泻的作用。固涩与收敛相似，如涩味的龙骨、赤石脂具有涩精、涩肠、止带的作用。酸味另有生津、酸甘化阴的作用，用于治疗阴虚津亏病症。

苦：能泄、能燥。泄，指下行的趋势，有通泄、清泄、降泄的不同。通泄大肠，能治疗热结便秘，如大黄泻下攻积；清泄火热，能治疗火热炽盛，如栀子清泄三焦；降泄肺气，能治疗咳喘，如杏仁止咳平喘。燥，指燥湿，能治疗湿证，有苦温燥寒湿、苦寒燥湿热两种。苦而性温的药物，如苍术、厚朴治寒湿证；苦而性寒的药物，如黄芩、黄连治湿热证。《内经》另有"苦能坚"的提法，苦能坚阴，当以"泻火存阴"之理解释，苦味坚阴实则与其清泄作用直接相关。

咸：能下、能软，有泻下通便、软坚散结的作用。多用于瘰疬、瘿瘤、痰核、癥瘕等病证。例如昆布、海藻消散瘰疬，芒硝泻下通便，鳖甲软坚消癥等。

另外，还有"淡"。淡能渗、能利，有渗湿利水的作用。多用于治水肿、小便不利等症，例如茯苓、猪苓、通草、薏苡仁等。一般淡附于甘，故仍称五味。

中药的气、味，是从两个不同的侧面来说明药物性能的。气和味的组合不同，药物的作用就有区别。如厚朴苦温燥湿，乌梅酸温收敛，大枣甘温补脾，这是气同而味不同；又如杏仁苦温降气，黄连苦寒泻火，这是味同而气不同。若一气而兼数味的，其作用更为广泛，如防风辛甘微温，作用为祛风解表、胜湿解痉等。正是由于药物气和味的复杂关系，才反映出药物的各种不同功效。因此，掌握好药物四气五味的理论，才能更好地应用药物，以此提高疗效。

归经

归经是指某种药物对某些脏腑经络的病变能起到主要的治疗作用。如麻黄能发汗平喘，治疗咳嗽气喘，故归入肺经；芒硝能泻下通便、润燥软坚，能治疗燥结便秘，故归入大肠经；天麻祛风止痉，可治手足抽搐，故归入肝经。

由于大多数的药物具有多种功效，能治疗几个脏腑经络的病变，因此一种药物可以归数经，说明其治疗范围较大。如杏仁既能止咳平喘，治疗肺经咳嗽气喘，又能润肠通便，治疗大肠便秘，这样杏仁就归肺与大肠两经。由此可见，归经是药物的作用与脏腑经络结合起来的一种用药规律。

归经显示了药物的选择性。某些药物的气味虽然相同，但治疗作用可能各有侧重。如同为苦寒的龙胆草、黄芩、黄连，泻肝火取龙胆草，泻肺火取黄芩，泻心火取黄连，这是由药物归经不同而决定的。

依据脏腑经络学说，一般把药物分别归入肝、胆、心、小肠、脾、胃、肺、大肠、肾、膀胱、三焦、心包十二经。

升降浮沉

升降浮沉是指药物在体内发生作用的趋向，基本可概括为"升浮"和"沉降"两个方面。一般的规律是，升浮药的作用趋向于向上、向外，具有发表、散寒、升阳、催吐等功效，能治疗病位在表（如外感发热）、在上（如呕吐），病势下陷（如脱肛、内脏下垂）的病症；沉降药的作用趋向为向下、向里，具有潜阳、平逆、收敛、渗利、泻下等功效。能治疗病位在里（如热结便秘）、病势上逆（如肝阳上亢的眩晕）的病症。

少数药物的作用呈现出"双向性"特征，也就是说，它们既具升浮之性，又有沉降之功。例如，麻黄既能发汗解表，亦可平喘利尿。

升降浮沉与药物的四气五味之间有密切关系。气温热，味辛、甘的药物，大多能升浮，如桂枝、紫苏、黄芪之类；气寒凉，味苦、酸、咸的药物，大多能沉降，如芒硝、大黄、黄柏等。

此外，升降浮沉与药物的质地轻重以及炮制、配伍亦有密切关系。凡花叶及质轻的药物大多能升浮，如辛夷花、桑叶、菊花、升麻等；种子、果实、矿物、介壳等质重的药物大多能沉降，如苏子、枳实、磁石、鳖甲等。亦有少数例外，如"诸花皆升，旋覆独降""诸子皆降，蔓荆独升"等。

炮制和配伍也是影响药物升降浮沉的主要因素。炮制时液体辅料的添加可以影响药物原有的升降浮沉性质，如酒炒（炙）则升、姜汁炒则散、醋炒则收敛、盐水炒则下行。在配伍用药时，配伍药物的升降浮沉性质，遵循少数服从多数的原则。性属升浮的药物与较多主沉降的药物相配伍时，以用量大、药味多的药性为主，少数药物的升浮之性可以受到一定的制约；反之，性属沉降的药物与较多主升浮的药物相配伍时，其沉降之性也可能被抑制。故李时珍说："升降在物，亦在人也。"掌握有关影响因素可以更好地了解药物的作用，从而为临床选药、炮制和配伍用药提供依据。

毒性

古代常将"毒药"作为一切药物的总称，而把药物的毒性看作药物的偏性。中药的毒性值得注意，虽然中药药材大都直接来源于大自然，但切不可错误地认为其毒性小，安全系数大。俗话说"是药三分毒"，中药也不例外。大毒、剧毒的药物确实能令人中毒死亡，而那些小毒、微毒甚至无毒的药物（如人参、艾叶、知母等），同样出现过中毒案例，这与使用剂量过大或使用时间过长有关。

中药的配伍

中药的相互作用是通过药物配伍来实现的。中药配伍即有选择地将两种或两种以上的药物配合应用，这是中医用药的主要形式，方剂则是药物配伍应用的较高形式。中药配伍有"相宜""禁忌"之分，除"单行"（指单用一味药）之外，中药的相互作用还有相须、相使、相畏、相杀、相恶、相反六种情况。

相须： 将性能、功效类似的药物配合使用，相互协同，能明显提高原有疗效。如人参配黄芪，增加补气作用；麻黄配桂枝，增加发汗解表功效；金银花配连翘，明显增强清热解毒的治疗效果等。

相使： 将在性能功效方面有某种共性的药物配合应用，而以一味药为主，另一味药为辅，辅药能提高主药的疗效。如清热燥湿药黄芩，与攻下药大黄，都能清热、泻火、止血，二药配合治疗肺热衄血时，以黄芩为主，大黄能提高黄芩清肺止血的治疗效果；补气药黄芪与利水渗湿药茯苓，都能益气、健脾、利水，二药配合治疗气虚水肿时，以黄芪为主，茯苓能提高黄芪补气利水的治疗效果。

相畏： 一种药物的毒性反应或副作用，能被另一种药物减轻或消除，如生姜能减轻生半夏、生天南星的毒性，所以说生半夏、生天南星"畏"生姜。

相杀： 两药合用，一种药物能减轻或消除另一种药物的毒性或副作用。例如生姜与生半夏或与生天南星合用时，能减轻或消除生半夏、生天南星的毒性，所以说生姜杀生半夏、生天南星毒。由此可知，相畏、相杀实际上是一种配伍关系的两个方面。

相恶： 一味药的某种或某几种治疗效应会被另一味药削弱或消除。如生姜能温肺、温胃，黄芩能清肺、清胃，二药合用于肺寒证或胃寒证，则生姜的温肺或温胃的治疗效果会被黄芩削弱，即生姜恶黄芩；如二药合用于肺热证或胃热证，则黄芩的清肺或清胃的治疗效果会被生姜削弱，即黄芩恶生姜。

相反： 两种药物合用，能产生或增强毒副作用，属于配伍禁忌。例如"十八反""十九畏"中的部分药物，就存在这样的情况。

中药的禁忌

配伍禁忌

公认的中药配伍禁忌是"十八反"和"十九畏"。

十八反歌： 本草明言十八反，半蒌贝蔹及攻乌，藻戟遂芫俱战草，诸参辛芍叛藜芦。

意思是：半夏、瓜蒌、贝母、白蔹、白及反乌头，海藻、大戟、甘遂、芫花反甘草，人参、沙参、丹参、玄参、细辛、芍药反藜芦。

十九畏歌： 硫黄原是火中精，朴硝一见便相争。水银莫与砒霜见，狼毒最怕密陀僧。巴豆性烈最为上，偏与牵牛不顺情。丁香莫与郁金见，牙硝难合京三棱。川乌草乌不顺犀，人参最怕五灵脂。官桂善能调冷气，若逢石脂便相欺。大凡修合看顺逆，炮爁炙煿莫相依。

意思是：硫黄畏朴硝，水银畏砒霜，狼毒畏密陀僧，巴豆畏牵牛，丁香畏郁金，牙硝畏三棱，川乌、草乌畏犀角，人参畏五灵脂，官桂畏赤石脂。

关于上述内容，古今观点不尽相同，部分问题仍需深入研究，但目前临床用药仍遵循这些原则。

妊娠服药禁忌

凡能损害胎元，造成胎动不安，甚至流产的药物，均属妊娠用药禁忌。临床常分禁用和慎用两类。禁用的，大多是毒性较强或药性猛烈的药物，如巴豆、牵牛子、大戟、芫花、甘遂、三棱、莪术、穿山甲、水蛭、虻虫等；慎用的，包括活血、通经、祛瘀、通利、重镇及辛热类药物，如桃仁、红花、牛膝、王不留行、薏苡仁、冬葵子、代赭石、磁石、附子、肉桂等。禁用药物妊娠期间绝对不能使用，慎用药物可根据孕妇具体情况慎重选用，能避免的尽量不用，非用不可的亦要避免长期使用，以防发生意外。

妊娠服药禁忌歌： 蚖斑水蛭及虻虫，乌头附子配天雄。野葛水银并巴豆，牛膝薏苡与蜈蚣。三棱芫花代赭麝，大戟蝉蜕黄雌雄。牙硝芒硝牡丹桂，槐花牵牛皂角同。半夏南星与通草，瞿麦干姜桃仁通。硇砂干漆蟹爪甲，地胆茅根都失中。

服药期饮食禁忌

服药期间或治疗过程中应停止食用某些食物，俗称"忌口"，主要包含两种情况：一是在服用某药的同时，须避免食用某些食物，类似于药物禁忌。例如，人参忌萝卜，地黄、蜂蜜忌葱，薄荷忌鳖肉，茯苓忌醋。二是在治疗期间须忌食生冷、油腻、辛辣、不易消化及刺激性食物，防止对病情产生不良影响。

附录二：五脏与六腑

《黄帝内经》中将五脏六腑称为"官"，是说人体五脏六腑各有职能，并根据其不同的生理功能特点，各封以"官"位。按照生理功能特点，脏腑分为五脏、六腑和奇恒之腑。五脏是指肝、心、脾、肺、肾；六腑是指胆、小肠、胃、大肠、膀胱、三焦；奇恒之腑是指脑、髓、骨、脉、胆、女子胞。

人的五脏六腑

人体是一个有机的整体，脏与脏、脏与腑、腑与腑之间密切联系，它们不仅在生理功能上相互制约、相互依存、相互为用，而且以经络为联系通道，相互传递信息，在气血津液环周于全身的情况下，形成一个协调统一的整体。

五脏具有化生并储存气、血、津液的功能，六腑则具有受盛和消化、吸收的功能。对身体而言，我们摄取的饮食分为必要的营养（水谷精华）和不必要的成分（糟粕）。五脏负责将水谷精华转化成气、血、津液，并将之储存，而六腑则负责将糟粕转化成粪便与尿液排泄出去。

五脏与六腑除了各有功能，也互为表里并协力运作，如肝与胆、心与小肠、脾与胃、肺与大肠、肾与膀胱。六腑中的三焦是元气与津液的通路，也是气化作用进行的部位。互为表里的脏腑间靠经脉联结，以脏为主，腑为从，腑的消化、吸收作用由脏统筹。另外，在性质方面，脏属阴，腑属阳。这是因为出于脏的经脉通过身体属阴的部分（腹部），而出于腑的经脉通过身体属阳部分（背部），所以脏属里而腑属表。

脏和腑除了在性质上有很大的差异，其经络位置也有较大的不同。所有脏的经络都在身体内侧；腑的经络则在身体背面。相比之下，脏比腑重要。当人体面临威胁时，会本能地屈起身躯，所有脏的经络都在身体的内侧，受到了非常好的保护，而腑的经络暴露在外。疾病初期多由腑产生异常，一段时间以后病邪才会侵入体内，对应的脏器开始失调。不过也有脏器先发生异常，而对应的腑后出现疾病的情况，这是由脏、腑的功能相互影响导致的。

脏与腑之间的关系

脏腑是内脏的总称，脏与腑之间，脏属阴，腑属阳；阴主里，阳主表。这样一脏一腑、一阴一阳、一里一表相互配合，将脏腑配合成五对（三焦为"孤府"，无脏与之匹配），每一对脏腑之间，在结构上，主要有经脉相互络属；在生理上，相互为用，相互协调；在病理上，又可相互影响。

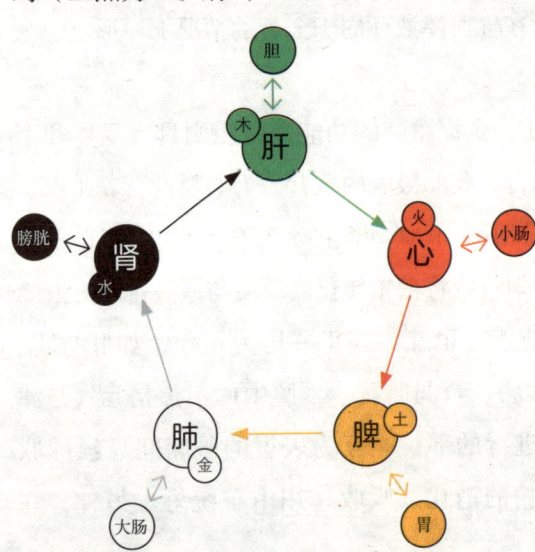

心与小肠

在结构上，心的经脉属心而络小肠，小肠的经脉属小肠而络心，两者通过经脉的相互络属而构成了表里关系。再就两者的生理功能来说，心属火、主血脉，心火温煦、心血滋养，则小肠功能正常；小肠化物、泌别清浊，吸收水谷精微，可以化生心血。

肺与大肠

肺与大肠通过经脉相互络属而构成表里关系。在生理功能上，主要体现为肺气肃降与大肠传导之间的相互依存关系。由于"肃降"与"传导"能影响脏腑气机，故肺气肃降下行，布散津液，促进大肠的传导；大肠传导糟粕下行，亦有利于肺气肃降，从而影响呼吸运动和排便功能。

脾与胃

脾与胃通过经脉相互络属而构成表里关系。在生理功能上，主要体现在以下三个方面。

（1）脾胃运纳协调。脾主运化，胃主受纳、腐熟。胃的"纳"是为脾的"运"做准备，而脾的"运"是为了适应胃继续"纳"的需要。如果没有胃受纳、腐熟水谷，则脾无谷可运，无食可化；反之，没有脾运化精微，则胃就不能受纳。因此，胃和则脾健，脾健则胃和。脾胃"运""纳"结合，相互协调，才能完成纳食、消化、吸收与转运等一系列生理功能。

（2）脾胃升降相辅。脾气主升，胃气主降。脾气上升，运化正常，水谷精微得以输布，则胃才能维持受纳、腐熟和通降；胃气下降，水谷精微得以下行，脾才能正常运化和升清。因此，脾胃之气，一升一降，升降相辅，才能保证"运""纳"功能的正常进行。

（3）脾胃燥湿相济。脾为脏，属阴，喜燥而恶湿；胃为腑，属阳，喜润而恶燥。脾胃喜恶不同，燥湿之性相反，但其间又是相互制约、相互为用的。胃易生燥，得脾阴以制之，使胃不至于过燥；脾易生湿，得胃阳以制之，使脾不至于过湿。脾胃之间燥湿相济，是保证脾胃运纳、升降协调的必要条件。

肝与胆

肝与胆通过经脉相互络属而构成表里关系。在生理功能上，主要体现在同司疏泄方面。肝主疏泄，分泌胆汁，调畅胆腑气机，促进胆囊排泄胆汁；胆附于肝，藏泄胆汁，有利于肝发挥疏泄作用。肝胆相互依存，相互协同。胆汁分泌、贮存、排泄正常，有利于食物的消化和吸收。

肾与膀胱

肾与膀胱通过经脉相互络属而构成表里关系。在生理功能上，其主要体现在小便方面。水液经肾的气化作用，浊者下降于膀胱而成为尿液，由膀胱贮存和排泄；膀胱的贮尿和排尿功能又依赖于肾的固摄与气化作用，使其开合有度。肾与膀胱相互依存，相互协同，共同完成小便的生成、贮存和排泄。

脏与脏之间的关系

五脏的共同特点是能贮藏人体生命活动所必需的精、气、血、津液等，脏与脏之间有着以下关系。

心与肺

心与肺之间，主要是相互依存、相互为用的关系。心主血脉，推动血液运行，以维持肺的呼吸功能；肺主气，司呼吸，朝百脉，能促进、辅助心血运行。此外，心肺居于胸中，宗气亦积于胸中，宗气有贯心脉、行血气、走息道、司呼吸的功能。因此，宗气又增强了心肺之间的联系。

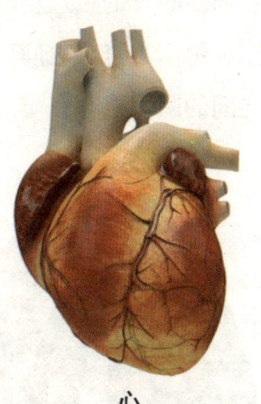

心

心与脾

　　心与脾的关系，主要体现在两个方面。一是在血液生成方面的依存关系：心主血脉，心生血供养脾，以维持脾的运行；脾主运化，为气血生化之源，保证心血充盈。二是在血液运行方面的协同关系：心主行血，推动血液运行不息；脾主统血，使血液在脉中运行。心脾协同，血液运行才能维持正常。

心与肝

　　心与肝的功能，既有依存关系，又有协同关系，主要体现在两个方面。一是在血液运行方面，心主血脉，肝主藏血。心血充盈，心气旺盛，则血行正常，肝才有血可藏；肝藏血充足，才能调节血流，则有利于心推动血液运行。二是在精神情志方面，心主精神活动，肝主疏泄。心神正常，则有利于肝的疏泄，使全身气机通畅；肝疏泄正常，才能调节情志活动，有利于心神内守。两者相互依存，相互协同，以维持正常的精神情志。

心与肾

　　心与肾的关系，主要为"心肾相交"。心肾相交，又被称为"水火既济"。心属火，位于上焦；肾属水，位于下焦。心火下降于肾，温煦肾阳，使肾水不寒；肾水上济于心，资助心阴，制约心火，使之不亢，从而使心肾的生理功能协调。心肾相交，亦为心肾阴阳互补。心阴与心阳、肾阴与肾阳之间互根互用，使两个脏腑的阴阳保持平衡，而心与肾之间的阴阳也存在着互根互用关系，从而使心肾阴阳保持平衡。

肺与脾

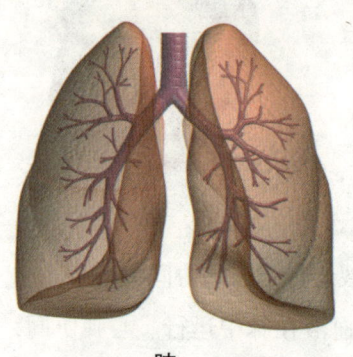

肺

肺与脾的关系，主要体现在宗气的生成和津液的代谢两个方面。一是在宗气的生成方面，生成宗气需要肺吸入的自然之清气，与脾吸收的水谷之精气，只有在肺、脾的协同作用下，宗气才能正常生成。二是在津液的代谢方面，就肺、脾的作用而言，肺的宣发和肃降作用可以通调水道，使津液正常输布与排泄；脾的运化津液作用可以使津液正常生成与输布。肺脾两脏既相互协同，又相互为用，以保证津液的正常代谢。

肺与肝

肺与肝的关系，主要体现在气机调节方面的依存与协同关系。肺气以肃降为顺，肝气以升发为调。肺与肝，一升一降，对全身气机的调节起着重要作用。

肺与肾

肺与肾的关系，主要体现在三个方面。一是在津液代谢方面的依存与协同关系。肺主通调水道，为水之上源，肾为主水之脏，为水之下源，肺肾协同，保证人体津液的正常输布和排泄。二是在呼吸运动方面的依存与协同关系。肺主气，司呼吸，肾主纳气，维持呼吸深度，肺肾配合，相互影响，共同完成呼吸功能。三是阴阳互滋方面的依存与协同关系。肺与肾母子互生，阴液互滋，称为"金水相生"。

肝与脾

肝与脾的关系，主要体现在两个方面。一是在疏泄与运化互用方面的依存关系：肝主疏泄，调畅气机，分泌胆汁，有助于脾的运化功能；脾气健旺，运化功能正常，则有利于肝之疏泄。二是在藏血与统血方面的协同关系：肝主藏血，贮藏血液并调节血流量；脾主统血，使血液在脉管中运行，不逸出脉。肝脾协同，保证血液的正常运行。

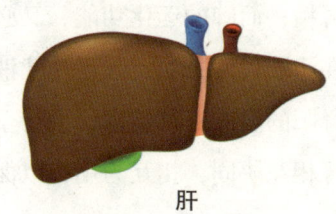

肝

肝与肾

肝与肾的关系极为密切，有"肝肾同源""乙癸同源"之说，主要体现在三个方面。一是肝肾精血相互化生。肝藏血，肾藏精，精与血之间存在着相互滋生和转化的关系。肾精的充盛有赖于肝血的滋养，肝血的化生亦有赖于肾精的充盛，所以说精能生血，血能生精。二是肝肾阴阳相互滋生、相互制约，维持肝肾阴阳的充盛与平衡。三是疏泄与封藏相互制约、相互为用。肝主疏泄，肾主封藏。肝气疏泄可使肾之封藏开合有度，肾之封藏则可制约肝之疏泄太过。两者相互制约，相互为用，相辅相成，从而使女子月经来潮和男子泄精的生理功能保持正常。

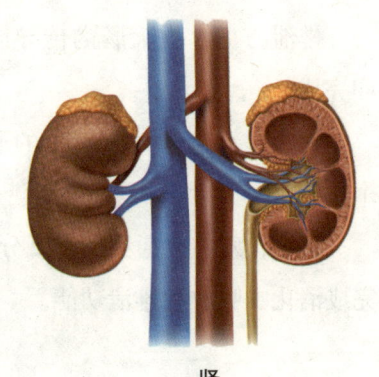

肾

脾与肾

脾与肾的关系，主要体现在两个方面。一是先天和后天相互滋养的关系：肾藏精源于先天，主生长、发育与生殖，为先天之本；脾运化水谷精微，化生为气血津液，充养人体，为后天之本。两者相互滋养，相互促进，为人体生命活动之根本。脾主运化，吸收水谷精微，不断充养肾精；而脾的运化功能，又必须得到肾阳的温煦，才能健运。二是体现在津液代谢方面：脾运化津液，关系到人体津液的生成与输布，又须有肾阳的温煦；肾主水，主持全身津液代谢平衡，又须赖以脾的制约。脾肾相互协同，相互为用，以保证人体津液正常代谢。

腑与腑之间的关系

六腑以"传化物"为主要功能，六腑之间的关系主要体现在对饮食的消化、吸收和排泄过程中的协同作用。

消化方面：由胃腐熟食物、胆排泄胆汁、小肠化物等过程共同完成。

吸收方面：由小肠的泌别清浊以吸收水谷精微，以及大肠的传导以吸收水分共同完成。

排泄方面：由大肠的传导以排大便，以及膀胱的气化以排小便共同完成。

三焦是元气和津液运行的通道，其参与了消化、吸收、排泄的整个过程。

总之，六腑以通为用，既分工又合作，相互协同，相互为用，共同完成消化、吸收和排泄功能。

附录三：五脏与"五行"

五行即金、木、水、火、土，分别代表五种属性，是一个抽象概念。在中医学里，可用五行描述人体五脏的功能和关系。五行之间存在着相生相克的关系，五脏之间也有一定"生"与"克"的关系，而"生"与"克"还可以延伸到"四季"，要调养五脏，还可从"四季养生"的角度出发。

五行与人体五脏的对应关系

中医学里用五行描述人体五脏（心、肝、脾、肺、肾）的功能和关系，但这里的五脏也是一个功能概念，即藏象，并不局限于解剖学上的五脏。藏象就是指人体脏腑、经络、气血津液的结构和功能，以及它们在运动变化中显露于外的生理、病理现象。藏象学说的特点是以五脏为中心，配合六腑，联系五体、五官、五态等，联结成为一个"五脏系统"的整体。

中医在使用"五行"来说明五脏功能时用的是比喻的方法。因为藏象系统是无形的，我们不能像描述一件器物一样向大家讲述它的形状、功能和特点，于是古人选取了金、木、水、火、土五种元素，借以比喻五脏。

肺为金，象征沉降、清肃、收敛

金属禀性庄重，外表冰冷，有肃降的特性；同时坚硬沉重，有收敛的特性。五脏中的肺有清肃之性，以降为顺，故肺属金。

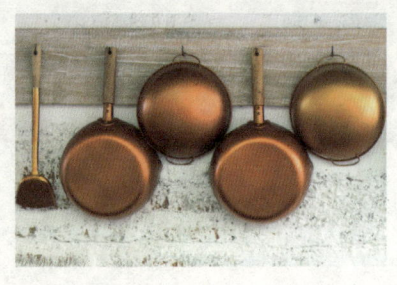

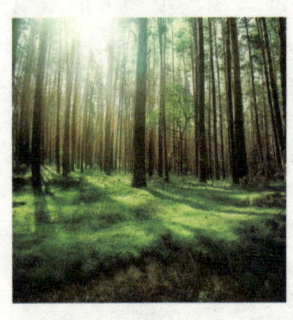

肝为木，象征生长、升发、柔和、条达舒畅

一棵大树枝叶繁茂，树干枝横交叉，有的笔直，有的弯曲，有的向上生长，有的向外生长。五脏中的肝，禀性喜条达疏通，不喜欢被抑制，表现出疏通开泄的功能特点，故肝为木。

肾为水，象征寒凉、滋润、向下运行

一条溪流顺势而下，滋养着周围土地上的万物。五脏中的肾脏主水，调节津液代谢，又有藏精、濡润的作用，故肾为水。

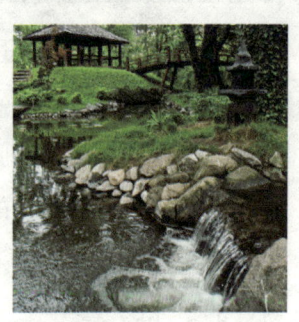

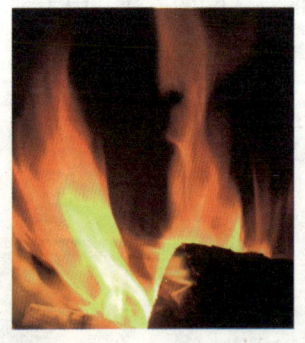

心为火，象征温热、升腾、明亮

火焰是温暖、明亮、向上升腾的，如果在上面烧壶水，则水汽蒸腾四溢。五脏中，心为阳，阳为热，温暖着全身各部位，它推行血液循行全身，故心为火。

脾为土，象征生化、承载、受纳

土地禀性敦厚、朴实无华，默默承载着万物，生化出各种食物供养着万物。天下万物依土以存、赖土以活。五脏中脾的作用是运化水谷，供养全身，它是气血生化之源，故脾为土。

这里以表格形式展示出五行与五脏的相互关系（表1）。

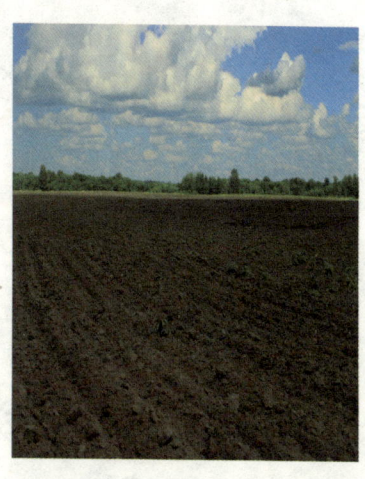

表1　五行与五脏关系表

五行	五脏	特征
金	肺	肺主气，肺气宜清，如金属般铿锵有声
木	肝	肝的特性是怕郁结，要像树木般得到舒展
水	肾	生命的本源是水，而肾属先天本源
火	心	心推动气血运行，温暖全身各部位
土	脾	脾主运化，滋润身体，如大地孕育万物

五行的"生""克"关系

相生和相克是一对意义相反的概念。相生是指一种事物对另一种事物有促进作用，相克是指一种事物对另一种事物有抑制作用。相生和相克是自然界普遍存在的现象。无生则发育无由，无制则亢而为害，两者都很重要，不能总是认为相生即好，相克即坏。相生和相克，是不可分割的。没有生就没有事物的发生和成长；没有克，就不能保持事物发展变化的平衡与协调。

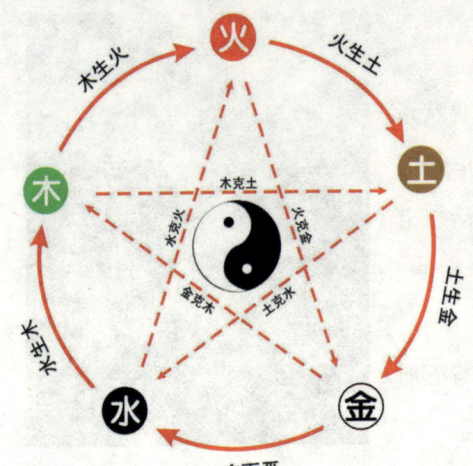

五行相生： 金生水，金属过冷时会在表面凝结出水珠；水生木，用水灌溉树木，树木便能欣欣向荣；木生火，木是火的燃料，木烧尽，则火会自动熄灭；火生土，火燃烧物体后，物体化为灰烬，而灰烬便是土；土生金，金属多藏于泥土石块之中。

五行相克： 金克木，金属铸造的工具可锯断树木；木克土，树根能吸收土中的营养物质以供己用，土壤的肥力如果得不到补充便会减弱；土克水，土能防水，如建造堤坝；水克火，火遇水便会熄灭；火克金，烈火能使金属熔化。

五行与五脏的"生""克"关系

中医五行学说将看似毫不相干的五脏统一在一个体系中，并以生克关系表现五脏之间的相互关系。如肝的健康，不但与心有关，且与脾、肺都有关系。同时，五脏再配以自然界中的五方、五色、五气，又配以人体的五官、五液、五体，将藏象五脏与外在自然联系到一起，体现人与自然的相互关系。

五行相生，说明五脏相互滋生

木生火，即肝藏血以济心血；

火生土，即心阳可以温脾；

土生金，即脾运化水谷精微可以益肺；

金生水，即肺气清肃则津气下行以滋肾；

水生木，即肾脏储精以滋养肝的阴血等。

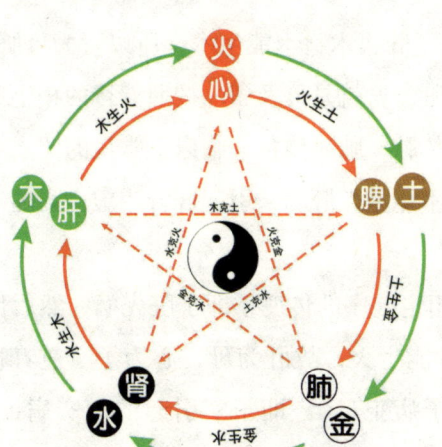

五脏相生的次序为:肝生心,心生脾,脾生肺,肺生肾,肾生肝。五脏相克的次序为:肝克脾,脾克肾,肾克心,心克肺,肺克肝。

五行相克,说明五脏相互制约

木克土,即肝气的条达,可以疏泄脾气的壅滞;

土克水,即脾的运化,可以防止肾水的泛滥;

水克火,即肾阴的上济,可以制约心阳亢烈;

火克金,即心火的阳热,可以制约肺金太过清肃;

金克木,即肺的清肃下降,可抑制肝阳的上亢。

五行与五脏的"传变"

根据五行学说,藏象五脏在生理上的相互联系,决定了它们在病理上的相互影响。一脏的病变可以传至其他脏,中医将此称为"传变",其依据就是五行的生、克、乘、侮关系,可分为相生关系的传变与相克关系的传变两类。

相生关系的传变

五脏相生的次序为:肝生心,心生脾,脾生肺,肺生肾,肾生肝。"母病及子"是指疾病顺着相生次序传变,即母脏先病后按母子相生关系传到子脏。例如，肾属水、肝属木，水能生木，所以肾为母脏、肝为子脏。肾脏生病可以传给肝脏，这就是母及子。按照五行的相生关系，肝病传心，心病传脾，脾病传肺，肺病传肾。临床上常见的"水不涵木"病证就是由于肾阴不足，不能滋养肝阴，引起肝肾阴虚，阴虚则不能制阳，导致肝阳上亢。

"子病及母"是指疾病逆着相生次序的传变，即子脏先病，然后传给母脏。如肝属木，心属火，木能生火，故肝为母、心为子。逆着相生次序的传变有三类：一是"子病犯母"，即子实引起的母实病证；二是"子盗母气"，即子亢引起的母虚病证；三是"子不养母"，即子虚引起的母虚病证。

相克关系的传变

五脏相克的次序为：肝克脾，脾克肾，肾克心，心克肺，肺克肝。在五行中，相克有两种情况，一是"相乘"，二是"相侮"。五脏疾病按相克来推算的话，也有这两种情况，即顺着或逆着相克关系的传变。

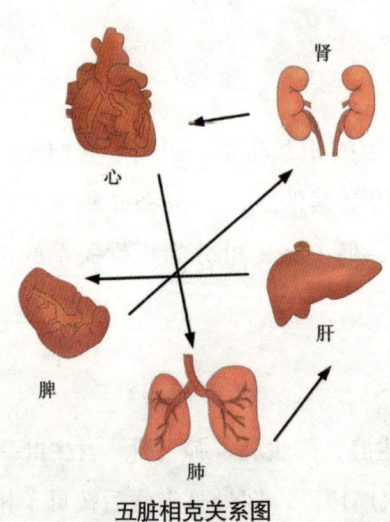

五脏相克关系图

相乘就是相克太过引起的疾病，它顺着相克次序传变。以肝和脾的关系为例，肝属木，脾属土，木能克土，故肝克脾。有两种情况可以导致肝脾相乘：一是肝气太旺，比正常的脾气高出许多，于是就出现了"太过相乘"现象；二是肝气并不旺，但由于脾太虚，肝气乘机大损脾脏，即"不及相乘"现象。

相侮就是所谓的反克致病，指疾病逆着相克次序传变。以肺和肝为例，肺属金，肝属木，金克木。如果肝气太过，或者肺气太虚，都会引起相侮，即肝克肺，临床上称为"木侮金"或"木火刑金"。

相乘或相侮都是相克的异常表现。《素问·六节藏象论》曰："……太过，则薄所不胜，而乘所胜也……不及，则所胜妄行，而所生受病，所不胜薄之也。"这段文字介绍了相乘、相侮形成的原因。五脏相生相克虽然是大原则，但不能生搬硬套，中医在这个大原则下更讲究辨证治疗。

五脏与四季养生

《黄帝内经·素问·上古天真论》将养生调摄的方法归纳为"法于阴阳，和于术数，饮食有节，起居有常"，也就是说，养生应做到适应周围环境，避免外邪侵袭；锻炼身体，强壮体魄；节制饮食，注意起居；保养精神，保持精气充足。由此可见，养生贵在养神，要调养五脏也需顺应季节。中医认为，春养肝、夏养心、秋养肺、冬养肾，而脾则四季都能调养。

春养肝

春属木，其气温，通于肝，风邪当令，为四季之首。春天万物复苏、万象更新，人体的新陈代谢也在活跃时期。这个时期由于风邪当令，人体易为风邪所伤，人体的抗病能力较弱。如果维生素、膳食纤维的摄入量不足，还易出现口舌生疮、牙龈肿痛、大便秘结等内热症状。

春季养生，尤其要注重肝脏的保养。春季养肝可以促进肝气疏泄，使人气血调和。中医认为，肝脏有藏血之功，《黄帝内经·素问·五脏生成》云："故人卧血归于肝，肝受血而能视，足受血而能步。"若肝血不足，易使两目干涩、视物昏花、肌肉拘挛。因此养肝补血，是春季养生的重中之重。

根据春温阳气生发、肠胃积滞较重、肝阳易亢，以及春季易于患上流感的特点，应逐步调整食物结构，减少高脂肪膳食，多摄入水果和蔬菜。饮食应以辛温、甘甜、清淡为主，健脾益气，可使人体抵抗风寒、风湿之邪的侵袭，减少患病。春季以药膳养肝，常用原料有：枸杞、桑葚、女贞子、猪肝等。

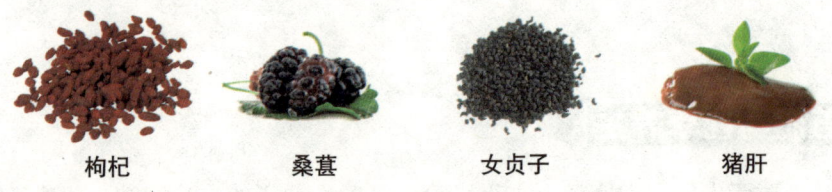

枸杞　　　　桑葚　　　　女贞子　　　　猪肝

夏养心

夏属火，其气热，通于心，暑邪当令。火邪炽盛，万物繁茂，内应心脏，心火旺盛，易胸闷，好发心悸。这一时期，天气炎热，耗气伤津，体弱者易为暑邪所伤而致中暑。人体的脾胃功能此时也较弱，食欲普遍下降。若饮食不节，贪凉饮冷，易致脾阳损伤，出现腹痛、腹泻、食物中毒等脾胃及肠道疾病。夏季湿邪当令，最易侵犯脾胃，令人患暑湿病症。夏季人体代谢旺盛，营养消耗过多，随汗还会损失大量的水分、无机盐、水溶性维生素等。

古人认为，心与夏季的关系最为密切。夏季三月（阴历四、五、六月，阳历五、六、七月），是万物繁荣的季节，天气下降，地气上腾，天地之气相交，植物开花结果，人们要晚睡早起，多去户外活动，使体内阳气能够向外宣发，这就是夏季养生的办法。

夏季养生宜选清暑利湿、益气生津、清淡平和的食物，避免难以消化的食物，勿过饱、过饥，不宜过多食用生冷及冰镇的饮料及食物，以免损伤脾阳;不宜过食热性食物,以免助热生火,同时更应注意饮食卫生。夏季心阳较为旺盛,而夏热还会耗伤心阴,故夏季应注意滋养心阴。夏季以药膳滋养心阴,常用原料有:金银花、绿豆、薏米、鲫鱼等。

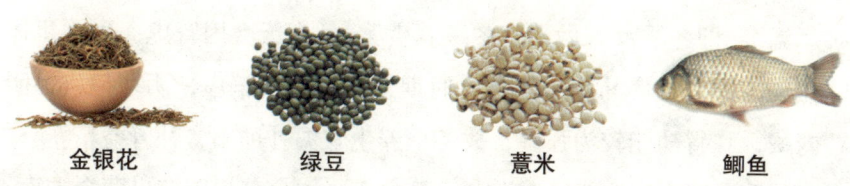

金银花　　　绿豆　　　薏米　　　鲫鱼

秋养肺

秋属金,其气燥,通于肺,燥邪当令。秋季的主气是"燥",燥邪为病的主要病理特点:一是燥易伤肺,因肺喜清肃濡润,主气司呼吸而与大气相通,外合皮毛,故外界燥邪极易伤肺和肺所主之地;二是燥胜则干,在人体内,燥邪耗伤津液,也会出现一派干涸之象,如鼻干、喉干、咽干、口干、舌干、皮肤干裂,大便干燥、艰涩等。故无论外燥、内燥,一旦发病,均可出现上述津枯液干之象。

秋季养生饮食一般以滋润平补为中心,以健脾、补肝、清肺为主要内容,以清润甘酸为大法、寒凉调配为要。秋季各种水果及蔬菜大量上市,应注意不要过量食用,否则会损伤脾胃的阳气。同时,秋季气候凉爽,五脏归肺,适宜平补,宜生津润燥、滋阴润肺。不宜过量食用炸、熏、烤、煎的食物。秋季药膳宜清肺润燥,常用原料有:天冬、桔梗、菊花、梨等。

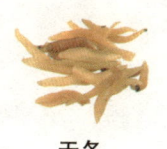
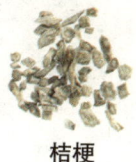
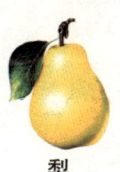

天冬　　　桔梗　　　菊花　　　梨

冬养肾

冬属水，其气寒，通于肾，寒邪当令，易伤阳气。中医认为，"肾者，主蛰"，即肾为封藏之本。肾主藏精，肾精秘藏，则使人精神健康；肾精外泄，则容易被邪气侵入而致疾病。古语云："冬不藏精，春必病温"，即冬季没有做好"冬藏养生"，到春天会因肾虚而影响机体的免疫力，使人容易生病。这一时期，人体阳气偏虚，阴寒偏盛，阴精内藏，脾胃功能较为强健，故冬季养生宜温补助阳，补肾益精。

冬季人体生理功能趋于潜藏沉静之态，饮食养生应突出两个方面，一是摄入高热量食物，提高耐寒能力；二是预防维生素缺乏症，多吃蔬菜、水果。冬季药膳以养肾藏精为宜，常用原料有：熟地黄、神曲、香菜、白萝卜等。

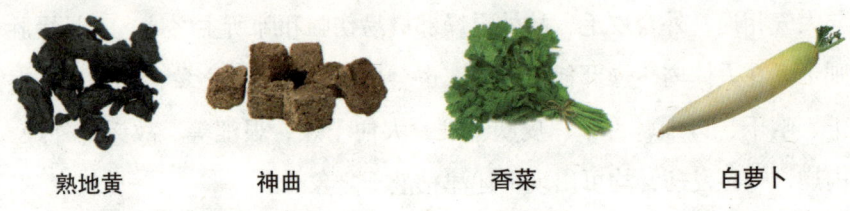

熟地黄　　　　神曲　　　　香菜　　　　白萝卜